焊接作业
职业健康风险防控

汪　彤／主审
董　艳　刘　艳／主编

北京科学技术出版社

图书在版编目（CIP）数据

焊接作业职业健康风险防控 / 董艳，刘艳主编．
北京：北京科学技术出版社，2025．-- ISBN 978-7-5714-4352-8

Ⅰ．R135

中国国家版本馆 CIP 数据核字第 2025K6A199 号

责任编辑： 万　峰
责任校对： 贾　荣
装帧设计： 耕者设计工作室　美宸佳印
责任印制： 吕　越
出 版 人： 曾庆宇
出版发行： 北京科学技术出版社
社　　址： 北京西直门南大街 16 号
邮政编码： 100035
电　　话： 0086-10-66135495（总编室）　0086-10-66113227（发行部）
网　　址： www. bkydw. cn
印　　刷： 廊坊市印艺阁数字科技有限公司
开　　本： 787 mm × 1092 mm　1/16
字　　数： 193 千字
印　　张： 11. 75
版　　次： 2025 年 6 月第 1 版
印　　次： 2025 年 6 月第 1 次印刷
ISBN 978-7-5714-4352-8

定　价： 89. 00 元

编 委 会

前 言

焊接是现代工业生产中的一项重要加工工艺，广泛应用于航空航天、电子电器、化学化工、船舶、压力容器、建筑及机械制造等工业领域，涉及职业人群众多。全球约有1100万名焊工，1.1亿名工人的工作涉及常规或间歇性焊接作业，电焊烟尘职业暴露带来的健康危害仍然是一个严重的问题。电焊烟尘已被国际癌症研究机构（International Agency for Research on Cancer，IARC）归类为对人致癌物（G1），同时焊接过程中产生的锰及其化合物等金属细颗粒物，还可导致人体多系统急性或慢性疾病，包括哮喘、支气管炎、金属烟热、肺癌、神经系统疾病、心血管系统疾病和生殖系统疾病等。除电焊烟尘、金属细颗粒物外，焊接作业还产生氮氧化物、一氧化碳、臭氧、激光、噪声、紫外线等多种职业病危害因素，易导致呼吸系统和中枢神经系统损伤、噪声聋、电光性眼炎等职业病及健康损害，会对工人的身体健康产生较大的影响。据2022年世界卫生组织（World Health Organization，WHO）和国际劳工组织（International Labour Organization，ILO）对工作相关疾病和伤害负担联合估计的系统回顾和分析，与没有（或低）职业接触电焊烟尘人群相比，任何（或高）职业接触电焊烟尘人群患气管、支气管相关疾病和肺癌（发病率）的风险增加了约48%。

我国每年有约3亿吨的钢材涉及焊接加工，占全球焊接加工量的50%以上，中国焊接材料的产量也已达到世界总产量的60%，焊接材料表观消费量占全球的50%以上，我国已经是世界焊接材料生产及消费大国。中华人民共和国国家卫生健康委员会发布的数据显示，近年来，尘肺病新发病例数呈现上升趋势，尘肺病新发病例数占新发职业病病例总数的80%以上，主要以硅肺、煤工尘肺、电焊工尘肺为主，从行业分布上看，以煤炭、铁道、有色金属和建材行业为主。目前我国尘肺病不仅患病人数多，而且病情呈渐进性加重，是导致劳动能力降低、残疾和寿命缩短的严重疾病，也是国家和企业作出赔偿的主要职业病。李威等人研究了1956—2020年江苏省报告的974例电焊工尘肺病患者，发现累计的失能调整生命年为6300.73年，人均6.47年，其中因伤残所损失的健康寿命年为6156.50年（占97.71%），因早亡所损失的健康寿命年为144.23年（占2.29%）。974例电焊工尘肺病患者所造成的总经济损失为183 183.82万元，人均损失为188.07万元；其中直接经济损失为97 091.76万元（占53.00%），间接经济损失为86 092.06万元（占47.00%）。电焊工尘肺病不仅给患者造成了严重的疾病负担，还给社会造成了巨大的经济损失，阻碍了社会的发展，因此，采取有效的控制措施预防电焊工尘肺病是减少其疾病负担的关键。

为了普及焊接作业职业病的危害和防护知识，提高焊接作业人员的职业健康风险意识，保护焊接作业人员的身体健康，我们编写了本书。本书内容共分六章，重点围绕焊接作业职业健康风险防控进行阐述，包括职业卫生相关法律法规及标准、焊接工艺及职业病危害因素识别、焊接作业职业病危害因素对人体健康的影响、焊接作业职业病危害防护措施、焊接作业个人防护用品以及职业健康管理等内容。本书可作为存在焊接作业的用人单位负责人、职业卫生管理人员以及劳动者进行职业病危害防护的辅导用书，也可作为职业健康监管人员的参考用书。

本书的编写和出版得到了北京市科学技术研究院财政资助项目（项目编号：24CB001－09）的支持，在此表示感谢！

由于时间紧迫，编者的经验和水平有限，本书在编写过程中难免存在疏漏或不妥之处，敬请读者批评指正。

编　者

2024年12月

目 录

第一章 职业卫生相关法律法规及标准

第一节 我国职业卫生相关法律法规及标准

一、职业卫生相关法律

我国法律由全国人民代表大会或全国人民代表大会常务委员会制定，其法律地位和法律效力高于行政法规、地方性法规、部门规章、地方人民政府规章。我国职业卫生相关的法律主要包括《中华人民共和国职业病防治法》《中华人民共和国劳动法》《中华人民共和国劳动合同法》《中华人民共和国突发事件应对法》等，以下主要介绍《中华人民共和国职业病防治法》和《中华人民共和国劳动法》。

（一）《中华人民共和国职业病防治法》

《中华人民共和国职业病防治法》（以下简称《职业病防治法》）自2001年10月27日由第九届全国人民代表大会常务委员会第二十四次会议通过，并于2002年5月1日起施行。该法分别于2011年12月31日、2016年7月2日、2017年11月4日、2018年12月29日进行了4次修正。该法共7章88条，内容包括总则（13条）、前期预防（6条）、劳动过程中的防护与管理（23条）、职业病诊断与职业病病人保障（19条）、监督检查（7条）、法律责任（16条），以及附则（4条）。

《职业病防治法》的制定是为了预防、控制和消除职业病危害，防治职业病，保护劳动者健康及其相关权益，促进经济社会发展。该法对以下内容作了相关规定，包括职业病的概念、职业病防治工作的方针和机制、劳动者的职业卫生保护权和用人单位的职业病防治责任、国家对职业病危害的监督管理制度、劳动过程中的防护与管理、职业病的诊断与职业病病人的保障，以及监督检查和法律责任等。

（二）《中华人民共和国劳动法》

《中华人民共和国劳动法》（以下简称《劳动法》）于 1994 年 7 月 5 日由第八届全国人民代表大会常务委员会第八次会议通过，并以中华人民共和国主席令第二十八号发布，自 1995 年 1 月 1 日起施行。该法分别于 2009 年 8 月 27 日、2018 年 12 月 29 日进行了 2 次修正。该法共 13 章 107 条，内容包括总则（9 条）、促进就业（6 条）、劳动合同和集体合同（20 条）、工作时间和休息休假（10 条）、工资（6 条）、劳动安全卫生（6 条）、女职工和未成年工特殊保护（8 条）、职业培训（4 条）、社会保险和福利（7 条）、劳动争议（8 条）、监督检查（4 条）、法律责任（17 条），以及附则（2 条）。

《劳动法》的制定是为了保护劳动者的合法权益，调整劳动关系，建立和维护适应社会主义市场经济的劳动制度，促进经济发展和社会进步。该法在职业卫生方面的相关要求主要包括劳动安全卫生制度的建立与执行、劳动安全卫生设施符合标准、用人单位为劳动者提供劳动安全卫生条件和劳动防护用品、对女职工和未成年工的特殊保护等。

二、职业卫生相关法规

我国行政法规由国务院制定，其法律地位和法律效力低于有关法律，高于地方性法规和规章。我国的职业卫生相关行政法规包括《中华人民共和国尘肺病防治条例》《使用有毒物品作业场所劳动保护条例》《工伤保险条例》《突发公共卫生事件应急条例》等。以下主要介绍《中华人民共和国尘肺病防治条例》和《使用有毒物品作业场所劳动保护条例》。

（一）《中华人民共和国尘肺病防治条例》

《中华人民共和国尘肺病防治条例》（以下简称《尘肺病防治条例》）

于 1987 年 12 月 3 日以中华人民共和国国务院令（1987）105 号发布，自 1987 年 12 月 3 日起施行。该条例共 6 章 28 条，内容包括总则（6 条）、防尘（8 条）、监督和监测（4 条）、健康管理（3 条）、奖励和处罚（4 条），以及附则（3 条）。

《尘肺病防治条例》主要内容包括：明确了尘肺病的定义、预防和控制的重要性，以及各级政府和企业、事业单位的责任；要求企业、事业单位采取综合防尘措施和无尘或低尘的新技术、新工艺、新设备，使作业场所的粉尘浓度不超过国家卫生标准；要求各企业、事业单位对新从事粉尘作业的职工必须进行健康检查，对在职和离职的从事粉尘作业的职工必须定期进行健康检查；规定对违反条例规定的，卫生行政部门和劳动部门可视情节轻重，给予警告、限期治理、罚款和停业整顿的处罚。

（二）《使用有毒物品作业场所劳动保护条例》

《使用有毒物品作业场所劳动保护条例》于 2002 年 4 月 30 日国务院第 57 次常务会议通过，并以中华人民共和国国务院令第 352 号发布，自 2002 年 5 月 12 日起施行。2024 年 11 月 22 日，根据国务院第 46 次常务会议通过的《国务院关于修改和废止部分行政法规的决定》，对相应条款进行修改，自 2025 年 1 月 20 日起施行。该条例共 8 章 71 条，内容包括总则（10 条）、作业场所的预防措施（6 条）、劳动过程的防护（14 条）、职业健康监护（6 条）、劳动者的权利与义务（10 条）、监督管理（10 条）、罚则（13 条）以及附则（2 条）。

该条例的制定是为了保证作业场所安全使用有毒物品，预防、控制和消除职业中毒危害，保护劳动者的生命安全、身体健康及其相关权益。其主要内容包括：条例的制定目的、适用范围，有毒物品的分类和特殊管理措施，作业场所的预防措施，劳动过程的防护，职业卫生防护管理措施，职业健康监护，劳动者的权利与义务，以及监督管理等。

三、职业卫生相关部门规章及规范性文件

我国部门规章由国务院授权部门依照法律、行政法规的规定制定和发

布，其法律地位和法律效力低于相关法律、行政法规，高于地方人民政府规章。规范性文件是国家行政部门制定的法律范畴以外的其他具有约束力的行政规范、文件，通常以公告、通告和通知的形式发布。

2018 年党和国家机构改革，将国家安全生产监督管理总局的职业安全健康监督管理职责整合到国家卫生健康委员会，国家卫生健康委员会对一些职业卫生监管主体、监管职责和适用范围进行了相应调整和扩展。

目前职业卫生相关部门规章及规范性文件主要有《工作场所职业卫生管理规定》（中华人民共和国国家卫生健康委员会令第 5 号）、《职业病危害项目申报办法》（国家安全生产监督管理总局令第 48 号）、《用人单位职业健康监护监督管理办法》（国家安全生产监督管理总局令第 49 号）、《职业卫生技术服务机构管理办法》（2023 修订）（中华人民共和国国家卫生健康委员会令第 4 号）、《建设项目职业病防护设施“三同时”监督管理办法》（国家安全生产监督管理总局令第 90 号）、《煤矿作业场所职业病危害防治规定》（国家安全生产监督管理总局令第 73 号）、《建设项目职业病危害风险分类管理目录》（2021 修订）（国卫办职健发〔2021〕5 号）、《用人单位劳动防护用品管理规范》（安监总厅安健〔2018〕3 号）、《职业病诊断与鉴定管理办法》（中华人民共和国国家卫生健康委员会令第 6 号）、《职业病危害因素分类目录》（国卫疾控发〔2015〕92 号）、《职业病分类和目录》（国卫职健发〔2024〕39 号）、《放射工作人员职业健康管理办法》（中华人民共和国卫生部令第 55 号）等。

以下对《工作场所职业卫生管理规定》《职业病危害项目申报办法》《用人单位职业健康监护监督管理办法》《建设项目职业病防护设施“三同时”监督管理办法》《用人单位劳动防护用品管理规范》《职业病诊断与鉴定管理办法》《职业病危害因素分类目录》《职业病分类和目录》的主要内容做简要介绍。

（一）《工作场所职业卫生管理规定》

《工作场所职业卫生管理规定》于 2020 年 12 月 4 日经国家卫生健康委员会第 2 次委务会议审议通过，于 2020 年 12 月 31 日发布，自 2021 年 2 月 1 日起施行。该规定共 5 章 60 条，包括总则（7 条）、用人单位的职责

(30条)、监督管理(9条)、法律责任(10条),以及附则(4条)。

《工作场所职业卫生管理规定》是为了加强职业卫生管理工作,强化用人单位职业病防治的主体责任,预防、控制职业病危害,保障劳动者健康和相关权益而制定的。其主要内容包括该规定的目的、适用范围,用人单位的职责,工作场所的基本要求,职业病防护设施和应急救援设施,职业病危害因素的监测与评价,职业健康检查,职业卫生档案,职业病危害事故的处理,以及相关法律责任等。

(二)《职业病危害项目申报办法》

《职业病危害项目申报办法》经2012年3月6日国家安全生产监督管理总局局长办公会议审议通过,于2012年4月27日发布,自2012年6月1日起施行。本办法共17条,主要规定用人单位(煤矿除外)工作场所存在职业病目录所列职业病的危害因素的,应当及时、如实向所在地安全生产监督管理部门申报危害项目,并接受安全生产监督管理部门的监督管理。该办法所称职业病危害项目,是指存在职业病危害因素的项目。职业病危害因素按照《职业病危害因素分类目录》确定。

(三)《用人单位职业健康监护监督管理办法》

《用人单位职业健康监护监督管理办法》经2012年3月6日国家安全生产监督管理总局局长办公会议审议通过,于2012年4月27日公布,自2012年6月1日起施行。该办法共32条,包括总则(6条)、用人单位的职责(15条)、监督管理(4条)、法律责任(5条),以及附则(2条)。

《用人单位职业健康监护监督管理办法》是为了规范用人单位职业健康监护工作,加强职业健康监护的监督管理,保护劳动者健康及其相关权益而制定的。该办法的主要内容包括:该办法的目的、适用范围及职业健康监护的定义,用人单位的职责,职业健康检查要求,职业健康检查提供的具体文件及资料,职业健康检查的人员范围,针对职业健康检查结果所采取的措施,职业健康监护档案的要求,监督管理,以及法律责任等。

(四)《建设项目职业病防护设施"三同时"监督管理办法》

《建设项目职业病防护设施"三同时"监督管理办法》经2017年1月10日国家安全生产监督管理总局第1次局长办公会议审议通过,于2017

年3月9日公布，自2017年5月1日起施行。该办法共计46条，其中包括总则（8条）、职业病危害预评价（6条）、职业病防护设施设计（6条）、职业病危害控制效果评价与防护设施验收（9条）、监督检查（9条）、法律责任（6条），以及附则（2条）。

《建设项目职业病防护设施“三同时”监督管理办法》是为了预防、控制和消除建设项目可能产生的职业病危害，加强和规范建设项目职业病防护设施建设的监督管理而制定的。该办法主要明确了：适用范围、建设项目的定义、职业病防护设施的定义及建设单位的责任主体地位，职业病危害预评价要求，职业病防护设施设计要求，职业病危害控制效果评价与防护设施验收要求，以及法律责任等。

（五）《用人单位劳动防护用品管理规范》

《用人单位劳动防护用品管理规范》是国家安全监管总局办公厅于2015年12月29日针对用人单位劳动防护用品制定的一项管理规范，并于2018年1月19日进行了修改。该规范共27条，包括总则（9条），劳动防护用品选择（5条），劳动防护用品采购、发放、培训及使用（7条），劳动防护用品维护、更换及报废（4条），以及附则（2条）。

《用人单位劳动防护用品管理规范》是为规范用人单位劳动防护用品的使用和管理，保障劳动者安全健康及相关权益而制定的。该规范明确了该规范的目的、适用范围和劳动防护用品的定义及用人单位的责任，并对劳动防护用品的选择、采购、发放、培训、使用、维护、更换及报废做了具体的规定。

（六）《职业病诊断与鉴定管理办法》

《职业病诊断与鉴定管理办法》于2021年1月4日以中华人民共和国国家卫生健康委员会令第6号公布，自公布之日起施行。该办法共63条，包括总则（6条）、诊断机构（12条）、诊断（15条）、鉴定（17条）、监督管理（3条）、法律责任（8条），以及附则（2条）。

该办法是为了规范职业病诊断与鉴定工作，加强职业病诊断与鉴定管理而制定的。该办法主要内容包括：诊断机构的条件和职责，职业病诊断的程序和对用人单位、诊断机构的要求，鉴定的程序，参加职业病诊断鉴定的专家的要求，以及监督管理和法律责任。

（七）《职业病危害因素分类目录》

《职业病危害因素分类目录》（国卫疾控发〔2015〕92号）于2015年11月17日发布，其中明确了粉尘（52种）、化学因素（375种）、物理因素（15种）、放射性因素（8种）、生物因素（6种）、其他因素（3种）六类，共计459种职业病危害因素。

（八）《职业病分类和目录》

1957年，我国首次发布了《关于试行〈职业病范围和职业病患者处理办法的规定〉的通知》，将职业病确定为14种，并分别在1987年、2002年、2013年进行了三轮调整，不断扩充职业病的分类和种类。最新版《职业病分类和目录》（国卫职健发〔2024〕39号）于2024年12月11日发布，于2025年8月1日起实施，涵盖12类135种职业病。其中电焊工尘肺、电光性皮炎、电光性眼炎、噪声聋、腕管综合征、金属烟热及各种由于接触到有毒焊接材料导致的职业性化学中毒等是焊接作业人员可能出现的职业病。

四、地方性职业卫生法规

我国各省、直辖市及自治区根据《中华人民共和国职业病防治法》等国家法律和行政法规，结合本地区的实际情况，制定了一系列地方性职业卫生法规。适用于各省、直辖市及自治区行政区域内的职业病防治活动，旨在预防、控制和消除职业病危害，保护劳动者健康及其相关权益。现行地方性职业卫生法规举例见表1-1。

表1-1　部分现行地方性职业卫生法规

序号	名称	生效时间	省份（直辖市）
1	江苏省职业病防治条例（2024修订）	2024-05-01	江苏省
2	河南省职业病防治条例（2010修正）	2010-07-30	河南省
3	山东省职业病防治条例（2004修正）	2004-07-30	山东省
4	上海市职业病防治条例（2003修正）	2003-06-26	上海市
5	福建省职业病防治条例	1995-07-01	福建省

五、职业卫生相关标准

我国的标准体系是一个多层次、宽领域、相互协调的体系，它包括不同层级和类别的标准，以确保各行业和领域的规范化运作。我国标准体系框架的主要层级包括国家标准、行业标准、地方标准、团体标准和企业标准。本书主要介绍职业卫生领域涉及的焊接作业相关的标准。

（一）国家标准

国家标准是我国最高层次的标准，具有全国通用性，由国家标准化管理委员会制定，包括强制性国家标准（GB）和推荐性国家标准（GB/T）。职业卫生领域涉及焊接作业的主要国家标准见表1-2，1-3。

1. 强制性国家标准

表1-2　涉及焊接作业的主要强制性国家标准

标准号	标准名称	适用范围
GB 8958	缺氧危险作业安全规程	本标准规定了缺氧危险作业的定义和安全防护要求。本标准适用于缺氧危险作业场所及其人员防护
GB 39800. 1	个体防护装备配备规范　第1部分：总则	本部分规定了个体防护装备（即劳动防护用品）配备的总体要求，包括配备原则、配备流程、作业场所危害因素的辨识和评估、个体防护装备的选择、追踪溯源、判废和更换、培训和使用等。本部分适用于各用人单位个体防护装备的配备及管理，不适用于各用人单位消防用个体防护装备的配备及管理
GB 30188	电焊条生产行业防尘防毒技术规程	本标准规定了电焊条生产行业防尘防毒总则，厂址选择、厂区和厂房防尘防毒要求，工艺技术防尘防毒要求，尘源密闭与通风除尘措施，个体防护和防尘防毒管理措施。本标准适用于所有电焊条生产企业防尘防毒设计、改造和职业健康管理
GB 9448	焊接与切割安全	本标准规定了在实施焊接、切割操作过程中避免人身伤害及财产损失所必须遵循的基本原则。本标准为安全地实施焊接、切割操作提供了依据
GB 8965. 2	防护服装　焊接服	本标准规定了焊接及相关作业场所用防护服装的防护级别、技术要求、试验方法、检验规则、标识与包装。本标准适用的产品用于防护从事焊接作业人员可能遭受的熔融物质及其热伤害

续表

标准号	标准名称	适用范围
GBZ 1	工业企业设计卫生标准	本标准规定了工业企业选址与总体布局、工作场所、辅助用室以及应急救援的基本卫生学要求。本标准适用于工业企业新建、改建、扩建和技术改造、技术引进项目（以下统称建设项目）的卫生设计及职业病危害评价。事业单位和其他经济组织建设项目的卫生设计及职业病危害评价、建设项目施工期持续数年或施工规模较大、因各种特殊原因需要的临时性工业企业设计，以及工业园区的总体布局等可参照本标准执行
GBZ 2.1	工作场所有害因素职业接触限值　第 1 部分：化学有害因素	本部分规定了工作场所职业接触化学有害因素的卫生要求、检测评价及控制原则。本部分适用于工业企业卫生设计以及工作场所化学有害因素职业接触的管理、控制和职业卫生监督检查等
GBZ 2.2	工作场所有害因素职业接触限值　第 2 部分：物理因素	本部分规定了工作场所物理因素职业接触限值。本部分适用于存在或产生物理因素的各类工作场所。适用于工作场所卫生状况、劳动条件、劳动者接触物理因素的程度、生产装置泄漏、防护措施效果的监测、评价、管理，工业企业卫生设计及职业卫生监督检查等。标准不适用于非职业性接触
GBZ 158	工作场所职业病危害警示标识	本标准规定了在工作场所设置的可以使劳动者对职业病危害产生警觉，并采取相应防护措施的图形标识、警示线、警示语句和文字。本标准适用于可产生职业病危害的工作场所、设备及产品。根据工作场所实际情况，组合使用各类警示标识
GBZ 188	职业健康监护技术规范	本标准规定了职业健康监护的基本原则和有关职业病危害因素开展健康监护的目标疾病、健康检查的内容和周期。本标准适用于接触职业病危害因素劳动者的职业健康监护

2. 推荐性国家标准

表 1-3　涉及焊接作业的主要推荐性国家标准

标准号	标准名称	适用范围
GBZ/T 224	职业卫生名词术语	本标准规定了职业卫生术语的分类和定义或含义。本标准适用于职业卫生工作，特别是职业卫生标准的编写和实施
GB/T 3609.1	职业眼面部防护　焊接防护　第 1 部分：焊接防护具	本部分规定了焊接防护具的分类、标记、技术要求、包装、标识和储运。本部分适用于各类焊接工防御有害弧光、熔融金属飞溅或粉尘等有害因素对眼睛、面部伤害的防护具

续表

标准号	标准名称	适用范围
GB/T 3609.2	职业眼面部防护　焊接防护　第 2 部分：自动变光焊接滤光镜	本部分规定了自动变光焊接滤光镜的结构、光学性能、非光学性能、测试方法、检验规则、包装、标识、储运。本部分适用于安装在焊接工防护面罩上的自动变光焊接滤光镜，可预防有害强光、紫外辐射和红外辐射对眼部的伤害
GB/T 12903	个体防护装备术语	本标准规定了个体防护装备的术语及定义。本标准适用于有关标准制、修订，技术文件的编制，专业手册、教材、书刊等的编写和翻译。本标准不适用于医疗救护用个人防护装备
GB/T 16758	排风罩的分类及技术条件	本标准规定了排风罩的术语和定义、分类、设计原则、技术要求、测定方法等内容。本标准适用于为控制尘毒等有害物源使用的排风罩
GB/T 23466	护听器的选择指南	本标准规定了护听器的选择原则、方法和培训要求。本标准适用于工业企业噪声作业场所护听器类个人防护用品的选择。其他行业可参考执行。本标准不适用于头盔和应用电子技术的特殊类型护听器的选择。本标准不适用于脉冲噪声的防护
GB/T 30042	个体防护装备　眼面部防护　名词术语	本标准定义及解释了个体眼面部防护的主要名词术语。本标准适用于太阳镜、职业眼面部防护、运动眼面部防护及个体眼面部防护的其他有关领域
GB/T 43905.4	焊接及相关工艺中烟尘和气体取样的实验室方法　第 4 部分：焊接材料焊接烟尘排放限值	本部分描述了焊接材料焊接烟尘排放限值的编制方法，规定了测定烟尘排放速率及化学成分的程序、试验条件和试验报告。本部分适用于非合金钢、合金钢和有色金属的手工、半自动或全自动电弧焊连接或堆焊所用的全部焊接材料，焊接方法包括焊条电弧焊，实心焊丝、药芯焊丝（包括非金属粉型和金属粉型）的气体保护电弧焊以及药芯焊丝自保护电弧焊
GB/T 25312	焊接设备电磁场对操作人员影响程度的评价准则	本标准规定了焊接设备及其辅助装置在正常焊接条件下产生的电磁场对现场操作人员影响的评估。本标准适用于焊接设备及其辅助装置。本标准不涉及对焊接设备产品电磁兼容性的评定
GB/T 19419	焊接管理 任务与职责	本标准规定了焊接管理活动中相关人员任务及其职责的属性。焊接管理要求由制造商、合同或某个应用标准规定。在制造组织中，焊接管理可由一人或多人承担

续表

标准号	标准名称	适用范围
GB/T 13165	电弧焊机噪声测定方法	本标准规定了测定声源 A［计权］声功率级的简易法，即在规定的测点上测量声源的 A［计权］声级，然后经过计算得出 A［计权］声功率级。本方法尤其适用于现场测量，不必非将被测声源移入特殊声学环境内。 本标准适用于各类通用的电弧焊机（以下统称声源）所辐射的宽带、窄带、离散频率等稳态噪声。除重复率小于每秒 5 个的猝发声外，也适用于非稳态噪声源。对被测声源的体积不加限制，对于特大尺寸的声源应选取主要噪声源的那一部分进行测量。 对于其他类型的电焊设备的噪声测量，可参照执行本标准
GBZ/T 203	高毒物品作业岗位职业病危害告知规范	本标准规定了高毒物品作业岗位接触高毒物品的名称、理化特性、健康危害、防护措施以及应急处理等告知内容与警示标识。本标准适用于高毒物品作业岗位
GBZ/T 205	密闭空间作业职业危害防护规范	本标准规定了密闭空间作业职业危害防护有关人员的职责、控制措施和相关技术要求。本标准适用于用人单位密闭空间作业的职业危害防护
GB/T 18664	呼吸防护用品的选择、使用与维护	本标准规定了呼吸防护用品的选择、使用和维护的原则、方法与要求。本标准适用于为预防作业场所缺氧和空气污染物等对人体的危害所使用的呼吸防护用品。本标准不适用于水下作业、航空及医疗救护用呼吸设备

（二）行业标准

行业标准是针对特定行业或领域的需求而制定的标准，由相关行业主管部门制定，如卫生行业标准（WS）、安全生产行业标准（AQ）等。行业标准不得与有关国家标准相抵触。有关行业标准之间应保持协调、统一，不得重复。行业标准在相应的国家标准实施后，即行废止，由行业标准归口部门统一管理。职业卫生领域涉及焊接作业的主要行业标准见表 1-4。

表 1-4　涉及焊接作业的主要行业标准

标准号	标准名称	行业	适用范围
WS 706	焊接工艺防尘防毒技术规范	卫生	本标准规定了焊接工艺防尘防毒的技术要求和管理措施。本标准适用于焊接过程中粉尘、毒物危害控制的工程技术和管理，也适用于相关部门对焊接工艺过程中粉尘、毒物危害的监督

续表

标准号	标准名称	行业	适用范围
SY/T 6516	石油工业电焊焊接作业安全规程	石油天然气	本标准规定了油气田地面新建、改建、扩建石油化工建设工程的电焊焊接作业安全的基本要求。本标准适用于陆上石油化工建设工程
JGJ 353	焊接作业厂房供暖通风与空气调节设计规范	工程建设	本规范适用于新建、扩建、改建和既有厂房专项技术改造的焊接作业厂房的供暖、通风与空气调节设计
AQ 6103	焊工防护手套	制造业	本标准规定了在手工金属焊接、气割和类似作业中使用的防护手套的要求和试验方法。本标准适用于在焊接和相关的作业过程中对手部和腕部起保护作用的焊工防护手套。本标准不适用于特殊焊接作业使用的防护手套
CB 3910	船舶焊接与切割安全	船舶	本标准规定了在修造船舶工程中焊接与切割所采用设备及其使用操作的安全规程。本标准适用于各类船舶、舰艇和海洋工程结构等船舶修造工程的焊接与切割作业

（三）地方标准

地方标准是由地方（省、自治区、直辖市）标准化主管机构或专业主管部门批准、发布，在某一地区范围内统一的标准。职业卫生领域涉及焊接作业的主要地方标准见表1-5。

表1-5　涉及焊接作业的主要地方标准

标准号	标准名称	地区	适用范围
DB23/T 2471	焊接车间烟尘评价规范	黑龙江省	本标准规定了焊接车间空气中焊接烟尘的最高容限浓度及焊接烟尘浓度检验方法。本标准规定了焊接材料发尘量检验方法。本标准适用于进行焊接作业的各类企业
DB42/T 2138. 2	职业技能培训规范 第2部分：焊工	湖北省	本文件规定了焊工培训的基本要求、培训内容、培训流程、培训质量评价与改进等内容。本文件适用于湖北省职业技能培训机构的焊工培训工作

（四）团体标准

团体标准是由团体按照团体确立的标准制定程序，自主制定发布、由社会自愿采用的标准，因此并不具备强制性。团体是指具有法人资格，且具备相应专业技术能力、标准化工作能力和组织管理能力的学会、协会、商会、联合会和产业技术联盟等社会团体。职业卫生领域涉及焊接作业的主要团体标准有由中国焊接协会制定的《焊接车间烟尘卫生标准》（T/CWAN 0002—2017）。该标准规定了焊接车间空气中焊接烟尘的最高容限浓度及其浓度检验方法和焊接材料发尘量检验方法，适用于进行焊接作业的各类企业。

第二节 国外职业卫生主要法律法规及标准

一、国外主要职业卫生法律法规

（一）欧盟职业健康与安全指令

欧盟通过发布一系列的指令来规范各成员国在职业健康与安全领域的行为。指令通常要求成员国根据欧盟框架，制定和实施相关国家法律与政策，确保工作场所的健康和安全。主要的职业健康与安全指令如下。

1. 指令 89/391/EEC——关于在工作中实施健康与安全措施的框架指令

这是欧盟职业健康与安全法规的核心指令，旨在通过制定基本的健康和安全保护措施，改善工作环境。它设立了一个全面的框架，要求雇主评估和消除工作中的健康和安全风险。该指令要求雇主：评估和预防风险，提供适当的健康与安全培训，提供必要的个人防护装备，鼓励员工参与健康与安全管理。

2. 指令 2003/10/EC——关于工作场所噪声的指令

这项指令要求雇主采取措施，减少工作场所中的噪声暴露，保护员工免受噪声伤害。具体要求包括：限制噪声的暴露水平，定期评估噪声源，提供听力保护设备，并进行噪声风险评估。

3. 指令 2006/25/EC——关于工作场所中的人工光辐射的指令

这项指令规定了工作场所中的人工光辐射（如紫外线辐射、激光辐射等）的暴露限值及防护措施，旨在减少员工因长时间暴露于有害光源而造成的健康风险。

4. 指令92/85/EEC——关于妊娠和哺乳期女性的健康与安全指令

这项指令为妊娠和哺乳期的女性提供了特殊的健康与安全保障措施，要求雇主必须为这类女性提供适当的工作环境，避免她们暴露于可能对健康产生负面影响的工作条件中，如接触有害化学品、从事重体力劳动或身处高噪声环境。

5. 指令2004/37/EC——关于职业暴露于致癌物和致突变物质的指令

这项指令规定了在工作场所中减少或消除致癌物和致突变物质暴露的要求。雇主必须采取必要措施来减少员工与有害物质的接触，对员工进行健康监测，并提供必要的防护装备。

6. 指令2013/35/EU——关于电磁场的指令

这项指令要求工作场所采取措施，防止员工暴露于有害的电磁场，尤其是在电力、无线通信等行业。它规定了工作场所中电磁场的暴露限值，并要求雇主采取防护措施，如调整设备的工作方式，或者提供适当的防护设备。

（二）英国法规

英国的法规由英国议会制定。职业健康领域涉及焊接作业的主要法规见表1-6。

表1-6 英国涉及焊接作业的主要法规

年、编号	法规名称	内容
1974 c. 37	健康和安全作业法规	该法规是英国职业健康和安全的基础，要求雇主为员工提供安全的工作环境
1992 No. 3004	工作场所（健康、安全和福利）条例	该法规对工作场所的基本安全要求进行规定，包括通风、照明和噪声控制，适用于焊接作业环境
1996 No. 341	健康及安全（安全标志及讯号）规例	该法规要求在工作场所使用安全标志，以提醒员工和访客潜在的危险
2002 No. 1144	个人防护设备条例	该法规规定了雇主必须为焊接作业人员提供适当的个人防护装备，如防护服、手套和面罩，以减少对健康的危害

续表

年、编号	法规名称	内容
2002 No. 2676	工作场所铅的管制规例	该法规的主要目的是通过控制工作场所中的铅暴露，防止铅中毒及其他与铅相关的健康问题，确保员工在有铅暴露的工作场所中获得适当的保护
2005 No. 1643	工作噪声管制规例	该法规旨在控制工作场所的噪声水平，以保护员工的听力。雇主必须评估噪声风险，并采取措施减少噪声暴露。雇主必须为员工提供适当的耳保护装置和培训
2005 No. 1093	工作振动控制规例	该法规是针对工作场所振动的管理，以防止振动引起的健康问题（如手臂振动综合征）。雇主需评估振动风险，并采取控制措施，为员工提供培训和适当的防护装备
2012 No. 179	石棉管制条例	该法规明确了工人接触石棉时，应采取个人防护措施并进行必要的风险评估
2013 RIDDOR	职业病（报告）条例	该法规旨在确保工作场所内的伤害、疾病和危险事件被适当报告和记录
2017 No. 1075	电离辐射条例	该法规专门针对工作场所中电离辐射的控制和管理。规定了雇主对电离辐射的控制责任，包括风险评估、工作程序的制定、监测和记录。要求对暴露于电离辐射的员工进行健康监护。设定了电离辐射法定暴露限值和监管要求
2002 COSHH 2002	有害物质管制条例	该法规旨在控制工作场所中有害物质的使用，以保护员工的健康。雇主必须评估和控制接触有害物质的风险。必须为员工提供相关培训和个人防护装备
1999 BS OHSAS 18001	职业健康安全管理体系要求	该标准为企业提供了系统化管理职业健康与安全的框架

（三）美国法规

美国的职业安全与健康管理局（Occupational Safety and Health Administration，OSHA）是美国劳工部的一部分，它的职能是确保美国工人有安全和健康的工作条件。表 1-7 为美国职业安全与健康管理局发布的通用工业法规，部分适用于焊接作业。

表 1-7　美国主要职业卫生法规

法规	内容
29 CFR 1910. 252 (b) 29 CFR 1910. 132	要求雇主评估工作场所的潜在危险，并确定是否需要个人防护装备来减轻这些危险。如果需要，雇主应提供个人防护装备，并确保员工接受培训，至少了解以下内容：必要时须使用个人防护装备，如何正确地穿、戴和调整个人防护装备，个人防护装备的局限性和使用寿命及其正确护理、维护和处置
29 CFR 1910. 252：一般要求 29 CFR 1910. 253：氧－燃料气体焊接和切割 29 CFR 1910. 254：电弧焊接和切割 29 CFR 1910. 255：电阻焊接	错误使用焊接设备会导致伤害。美国 OSHA 通用工业标准对焊接设备的相关要求旨在为职业和环境健康与安全专业人员提供一系列普遍接受和推荐的程序，减少与焊接设备操作相关的危害
29 CFR 1915. 51：通风 29 CFR 1915. 52：防火 29 CFR 1915. 53：以防腐涂层的方式进行焊接、切割和加热 29 CFR 1915. 54：29 CFR 1945. 12 未涵盖的中空金属容器和结构的焊接、切割和加热 29 CFR 1915. 55：气体焊接和切割 29 CFR 1915. 56：电弧焊接和切割	由 OSHA 发布的造船行业职业安全与健康法规，对焊接作业相关要求进行了规定
29 CFR 1926. 350：气体焊接和切割 29 CFR 1926. 351：电弧焊接和切割 29 CFR 1926. 352：防火 29 CFR 1926. 353：焊接、切割和加热作业中的通风和保护 29 CFR 1926. 354：以防腐涂层方式进行焊接、切割和加热 29 CFR 1926. 406：电焊：断开方法	由 OSHA 发布的建筑行业职业安全与健康法规，对焊接作业相关要求进行了规定

（四）日本法规

日本的职业安全卫生法律体系包括《劳动基准法》《工业安全和卫生法》《劳动安全卫生法》《作业环境测定法》《尘肺法》等。此外，还有针对特定危害的特定规则，如《有机溶剂中毒预防规则》《铅中毒预防规则》等。日本法律翻译数据库是由日本法务省管理的网站，该网站将日本法律翻译成英文，供有需要的外国人使用。除此之外，仍有一些未经过翻译的法律，可以在日本的法律法规查询平台进行查阅。以下主要介绍《工业安全和卫生法》《劳动安全卫生法》《尘肺法》。

1.《工业安全和卫生法》

在日本，职业健康法主要由《劳动基准法》和《工业安全和卫生法》（ISHL）管辖。制定《工业安全和卫生法》的目的是确保劳动者在工作场所的安全和健康，并促进创造舒适的工作环境。

2.《劳动安全卫生法》

《劳动安全卫生法》共计12章123条法条。该法律旨在防止职业危害，确保劳动者的健康和安全，明确责任体系，并促进形成舒适的工作环境。《劳动安全卫生法》的主要内容包括：雇主在雇用劳动者时必须对其进行安全卫生教育，并且在让劳动者从事法令规定的危险及有害作业时，必须对其进行特别教育。根据《劳动安全卫生法》，企业在使用危险、有害物质时，必须根据化学品安全技术说明书（SDS）进行风险评估。此外，对于焊接作业，该法也明确了气体焊接技术培训课程框架，见表1-8。

表1-8　气体焊接技术培训课程框架

培训条目		资格
理论学习	了解气体焊接设备的结构和操作方法	（1）大学学历的作业人员，必须已完成工程课程； （2）高中学历的作业人员，必须已完成工程课程，并且毕业后有三年或三年以上的气体焊接经验； （3）除上述两种情况外，焊接作业人员必须具有相当于或超过前两项所列人员的知识和经验
	了解用于气体焊接的易燃气体和氧气	（1）大学学历的作业人员，必须已完成化学课程（包括在专业大学的前半部分完成课程的人）； （2）高中学历的作业人员，必须已完成化学课程，并且毕业后有三年或三年以上的气体焊接经验； （3）除上述两种情况外，焊接作业人员必须具有相当于或超过前两项所列人员的知识和经验
	适用法律法规	焊接作业人员必须有大学学历，毕业后必须有一年或一年以上的安全服务经验
实践训练	气焊用设备的搬运	（1）大学学历的作业人员，必须已完成工程课程，毕业后必须有一年或一年以上的气体焊接经验； （2）高中学历的作业人员，已完成工程课程，毕业后必须有三年或三年以上的气体焊接经验； （3）申请人必须已完成气体焊接的技能训练课程，并且必须有五年或五年以上的气体焊接经验； （4）除上述（1）（2）两种情况外，焊接作业人员必须具有相当于或超过前三项所列人员的知识和经验

3.《尘肺法》

《尘肺法》发布于1960年，立法的目的在于通过采取适当的预防及健康管理和其他必要的措施，为劳动者的健康保持及其他福利的增进做出贡献。该法规涵盖了尘肺的分级管理、健康培训、政府职能等内容。比如，该法第五条规定，经营者和从事粉尘作业的劳动者，关于尘肺的预防，除了根据《劳动安全卫生法》和《矿山保安法》的规定以外，还应当努力对粉尘发散的防止和抑制、保护器具的使用等采取适当的措施；第六条规定了经营者除根据《劳动安全卫生法》和《矿山保安法》的规定外，还应当对经常从事粉尘作业的劳动者进行预防和健康管理的必要教育。

二、国外职业卫生相关标准

国际标准化组织（International Organization for Standardization，ISO）标准是一个广泛的标准集合，涵盖了质量管理、环境保护、职业健康与安全、信息安全等各个方面。通过实施ISO标准，组织可以提高效率、减少风险、提高产品和服务质量，并增强市场竞争力。ISO标准的实施通常通过认证来确认其符合性，帮助组织在全球范围内获得认可。以下简要介绍ISO管理体系中与职业健康相关的内容。

（一）职业健康安全管理体系（ISO 45001）

建立职业健康安全管理体系的目的是为组织管理职业健康安全风险提供框架，防止发生与工作有关的人身伤害和健康损害，使组织能够提供健康安全的工作场所。接受和落实国际标准ISO 45001才能提升组织的职业健康安全绩效，为实现这一目的，科学的做法是根据该标准建立职业健康安全管理体系，并在组织内严格做到“做所写的，写所做的”，并于必要时申请认证。ISO 45001所推广的是已得到实践检验的、成功的理念、方法和管理模式，其主要有以下6个特点：领导和承诺、全员参与、整合、组织、风险管理、结果导向。

（二）环境管理体系（ISO 14001）

ISO 14001标准是国际公认的环境管理体系标准。它为各组织设计和实施环境管理系统并不断改进其环境绩效提供了一个框架。通过遵守此标准，组织可以确保他们采取积极措施，以尽量减少其环境足迹，遵守相关的法律要求，并实现其环境目标。该框架涵盖各个方面，从资源使用和废物管理到监测环境绩效和让利益攸关方参与环境承诺。对职业卫生管理而言，ISO 14001 要求在识别环境因素时，应考虑科研生产、产品和服务的全过程，并将标准中"污染预防"的核心思想贯穿其中。

（三）风险管理体系（ISO 31000）

ISO 31000 标准提供了一个广泛适用的风险管理框架，适用于组织所有层级的风险管理过程。在工作场所应用中，该标准主要强调 2 点：①风险识别与评估，包括识别工作场所的潜在风险（如健康、安全、环境等方面的风险），并进行评估；②风险控制与减轻，包括制定和实施控制措施，减少或消除这些风险。

（四）心理健康与安全体系（ISO 45003）

ISO 45003 是关于工作场所心理健康和安全的标准，针对工作环境对员工心理健康的影响提供了指导。该标准主要要求 2 点：①心理健康风险评估，包括识别和评估可能影响员工心理健康的因素（如过度的工作压力、暴力、骚扰等）；②创建支持性环境，即为员工提供支持性的工作环境，促进心理健康。

第三节　职业接触限值

一、职业接触限值的概念

职业接触限值（Occupational Exposure Limits，OELs）是为保护作业人员健康而规定的工作场所有害因素的接触限量值，它属于卫生标准的一个主要组成部分。不同国家、机构或团体所采用的职业接触限值名称与含义不尽相同。建立于 1938 年的美国政府工业卫生学家会议（American Conference of Governmental Industrial Hygienists，ACGIH）是非政府机构，它制定的卫生限值称作限值（Threshold Limit Value，TLV）是学术性的，不是美国政府的卫生标准，没有法律约束力。美国职业安全与健康管理局（Occupational Safety and Health Administration，OSHA）是代表政府管理职业安全卫生的官方机构。美国国家职业安全卫生研究所（National Institute for Occupational Safety and Health，NIOSH）是美国卫生部所属机构，受职业安全卫生法的委托，负责制定、修订工作场所有害因素的推荐性接触限值（Recommended Exposure Limits，REL），提出预防措施，然后出版并转交给 OSHA。OSHA 除引用 NIOSH 的资料外，也引用 ACGIH 的资料来颁布容许接触限值（Permissible Exposure Limits，PEL），使其具有法律效力。其中，TLV 和 REL 是学术性的、推荐性的，PEL 才是政府的具有法律效力的卫生标准。

我国负责制定职业卫生标准的机构只有一个，即中华人民共和国国家卫生健康委员会，它制定的限值具有法律效力。此外，这些职业接触限值是一个总称，它包括不同的具体限值，例如，以时间加权平均容许浓度、短时间接触容许浓度和最高容许浓度表示的卫生限值等。

二、中美两国职业接触限值比较

（一）职业接触限值概念比较

1. 职业接触限值

职业接触限值是我国职业卫生标准中对于限值的一个总称。指劳动者在职业活动过程中长期反复接触某种有害因素，对绝大多数人的健康不造成有害作用的容许接触浓度（Permissible Concentration，PC）或接触水平。职业接触限值包括时间加权平均容许浓度（Permissible Concentration-Time Weighted Average，PC-TWA）、短时间接触容许浓度（Permissible Concentration-Short Term Exposure Limit，PC-STEL）和最高容许浓度（Maximum Allowable Concentration，MAC）三类。现在，我国职业接触限值在分类系统上与美国 ACGIH 相似。

我国职业卫生标准曾长期采用最高容许浓度这个概念，它是指在一个工作日内、任何时刻和任何工作地点有毒化学物质均不应超过的浓度。由于采样时间短（一般为 15 min），它实际上属于环境中的瞬间浓度。我国新标准仍沿用这个词，但它不再是主要的职业接触限值，仅限于少数急性毒性高或危害大的化学物。

2. 阈限值

ACGIH 制定的接触限值（包括化学和物理性有害因素），有三种具体限值。①时间加权平均阈限值（Threshold Limit Value-Time Weighted Average，TLV-TWA）：指 8 h 工作日以及 40 h 工作周的时间加权平均容许浓度，长期反复接触该浓度（有害物质），几乎没有工人会产生有害的健康效应。②短时间接触阈限值（Threshold Limit Value Short Term Exposure Limit，TLV-STEL）：是在一个工作日的任何时间均不得超过的短时间接触限值（以 15 min 时间加权平均阈限值表示）。工人可以接触该浓度的有害因素，但每天接触不得超过 4 次，前后 2 次接触至少要间隔 60 min，且不得超过当日的 8 h 时间加权平均阈限值。③上限值（Threshold Limit Value-Ceiling，TLV-C）：是指瞬时不得超过的浓度或强度（以小于 15 min 的采样测定值表示）。

3. 容许接触限值

容许接触限值是 OSHA 引用 NIOSH 及 ACGIH 的资料颁布的职业接触限值，具有法律效力。它的具体限值与 NIOSH 及 ACGIH 的相类似。

（二）限值比较

不同国家或地区对作业场所职业病危害因素的职业接触限值的规定可能有所不同。

1. 焊接作业主要粉尘/化学因素职业接触限值

在我国，作业场所的粉尘/化学因素的限值可通过国家职业卫生标准《工作场所有害因素职业接触限值　第 1 部分：化学因素》（GBZ 2.1）查询。美国 NIOSH、OSHA 的标准可以通过网站下载得到，ACGIH 的 TLV 值可通过官方网站购买获得。ACGIH 的标准每年都有更新。表 1-9 列举了中美两国焊接作业中产生的主要粉尘/化学因素的职业接触限值。

表 1-9　中美两国焊接作业主要粉尘/化学因素职业接触限值比较

粉尘/化学因素	美国			中国		
	OSHA	NIOSH	ACGIH	OELs/（mg/m³）		
	PEL-TWA/（mg/m³）	REL-TWA/（mg/m³）	TLV-TWA/（mg/m³）	MAC	PC-TWA	PC-STEL
铝：总尘	15	10	—	—	铝金属、铝合金粉尘：3 氧化铝粉尘：4	—
铝：呼尘	5	5	1R	—	—	—
锑	0.5	0.5	0.5	—	0.5	—
砷	0.01 0.005A	0.002C*	0.01*	—	0.01	0.02
铍	0.0002 0.005C 0.025P	0.0005*	0.00005I	—	0.0005	0.001
镉烟（总尘）	0.005	LFC*	0.01*	—	0.01	0.02
镉烟（呼尘）	—	—	0.002R*	—	—	—
钴	0.1	0.05	0.02I	—	0.05	0.1
金属铬	1	0.5	0.5	—	—	—
铬，Ⅲ	0.003I	0.5	0.5I	—	—	—
铬，Ⅵ	0.005C	0.0002	0.0002I	—	0.05	—
铜烟尘	0.1	0.1	0.2	—	铜烟：0.2 铜尘：1	—
氧化铁烟尘	10（以铁计）	5	5R	—	—	—
氧化镁烟尘	15	10	10I	—	10	—
锰	5C	0.2I 0.02R	0.02R 0.1I*	—	0.15	—
钼：可溶的	5	—	0.5R	—	4	—
钼：不可溶的	15	10	10I 3R	—	6	—
镍：可溶的	1	0.015*	0.1I	—	0.5	—
镍：不可溶的	1	0.015	0.2I	—	1	—
铅	0.05	0.05	0.05	—	铅烟：0.03 铅尘：0.05	—
黄磷	0.1	0.1	0.1	—	0.05	0.1

续表

粉尘/化学因素	美国			中国		
	OSHA	NIOSH	ACGIH	OELs/（mg/m^3）		
	PEL-TWA/（mg/m^3）	REL-TWA/（mg/m^3）	TLV-TWA/（mg/m^3）	MAC	PC-TWA	PC-STEL
铂：金属	0.002	1	1	—	—	—
铂：可溶的	—	0.002	0.002	—	—	—
硒	—	0.2	0.2	—	0.1	—
金属银	0.01	0.01	0.1	—	—	—
碲	0.1	0.1	0.1	—	0.1	—
铊	0.1sk	0.1sk	0.02Isk	—	0.05	0.1
二氧化钛	15	10	纳米颗粒：0.2R 细颗粒：2.5R	—	总尘：8	—
五氧化二钒烟尘：可溶的	0.1C	0.05	0.05I	—	0.05	—
钇	1	1	1	—	1	—
氧化锌烟尘	5	5	2R，10RS	—	3	5
锆	5	5	5，10S	—	5	10
焊接烟尘	—	LFC *	—	—	总尘：4	0

注：A：行动水平；C：上限水平；P：最大峰值，30 min；S：STEL，短时间接触容许浓度；LFC：Lowest Feasible Concentration，最低可行浓度；* 潜在致癌物；sk：皮肤；I：可吸入颗粒物（进入口鼻）；R：可吸入颗粒物（进入肺）。

2. 噪声职业接触限值

在我国，国家职业卫生标准《工作场所有害因素职业接触限值　第 2 部分：物理因素》（GBZ 2.2）制定了作业场所的噪声限值。根据职业接触时间的不同，噪声限值也有所区别。噪声的职业接触限值见表 1-10。

表 1-10　我国工作场所噪声职业接触限值

接触时间	接触限值/［dB（A）］	备注
5 d/w，=8 h/d	85	非稳态噪声计算 8 h 等效声级
5 d/w，≠8 h/d	85	计算 8 h 等效声级
≠5 d/w	85	计算 40 h 等效声级

在美国，OSHA 对作业场所的噪声限值有严格的规定，通常要求连续接触噪声 8 h 的情况下，噪声水平不得超过 90 dB［A］。美国 NIOSH 将职

业性噪声暴露的 REL 确定为 85 dB，A 加权［dB（A）］作为 8 h 时间加权平均值，且每日最大允许噪声以百分比表示。例如，一个人在 8 h 的工作时间内连续暴露在 85 dB（A）的噪声中，将达到其日常噪声的 100%。这种限制使用通常称为交换率或等能量规则的 3 dB 时间——强度加权，即噪声水平每提高 3 dB，允许的暴露时间减少一半。美国 ACGIH 制定的噪声职业接触限值见表 1-11。

表 1-11　美国 ACGIH 噪声职业接触限值

允许暴露时间	声级［dB（A）］
24 h	80
16 h	82
8 h	85
4 h	88
2 h	91
1 h	94
30 min	97
15 min	100
7. 5 min	103
3. 75 min	106

第二章 焊接工艺及职业病危害因素识别

焊接是两种以上同种或异种材料通过原子或分子之间的结合和扩散连接成一体的工艺过程。焊接不仅能解决各种钢材的连接问题，还能解决有色金属和钛、铝等特种金属材料的连接问题。因此广泛地应用于机械、汽车、船舶、石油化工、电力、建筑、原子能、海洋工程、航空航天、电子等行业。

国内外著作中，焊接方法的分类种类很多，应用较多的分类方法为族系法。即根据焊接工艺中的某几个特征将焊接方法分为若干大类，然后进一步根据其他特征细分为若干小类，形成族系。族系法一般将焊接分为熔焊、压焊和钎焊三大类。熔焊以焊接过程中母材是否熔化为准则，按照能源种类不同细分为电弧焊、气焊、电渣焊、电子束焊、激光焊等。其中，电弧焊根据保护方法不同，可细分为焊条电弧焊、埋弧焊、钨极氩弧焊、熔化极气体保护电弧焊、等离子弧焊等。压焊以是否加压为准则，包括电阻焊、扩散焊、冷压焊、爆炸焊、超声波焊、摩擦焊等，其中高频焊又是一种固相电阻焊方法。钎焊则以钎料不同作为细分的主要依据。以下就常见焊接方法进行简要介绍。

第一节 焊接工艺

一、焊条电弧焊

焊条电弧焊是用手工操纵焊条进行焊接的一种电弧焊方法。利用焊条与焊件之间的电弧热熔化焊条端部和焊件的局部，焊条端部迅速熔化的金属以细小熔滴经弧柱过渡到焊件已经局部熔化的金属中，并与之融合一起形成熔池，随着电弧向前移动，熔池的液态金属逐步冷却结晶而形成焊缝。焊接过程中，焊条钢芯是焊接电弧的一个电极，并在熔化后填充到熔池，最后成为焊缝的组成部分；焊条的药皮在电弧高温作用下分解出气体并形成熔渣，这种气体和熔渣保护熔滴、熔池不被空气污染，而熔渣还具有特定的冶金作用。电弧中心的温度在5000 ℃以上，电弧电压在16～40 V的范围内，焊接电流在20～500 A。焊条电弧焊的过程示意图见图2-1。

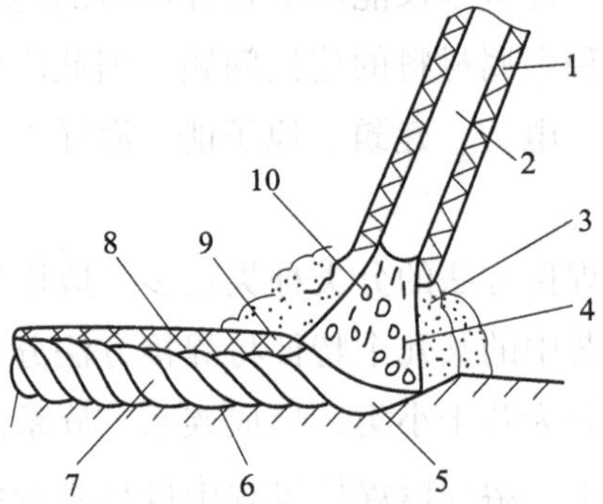

图2-1 焊条电弧焊的过程示意图

1—药皮；2—焊芯；3—保护气；4—电弧；5—熔池；

6—母材；7—焊缝；8—渣壳；9—熔渣；10—熔滴

可焊接的金属有碳素钢、低合金钢、不锈钢、耐热钢、铜、铝及其合金；可焊接但可能需预热、后热或两者兼用的金属有铸铁、高强度钢和淬火钢等。

结构复杂的产品，在结构上具有很多短的或不规则的、具有各种空间位置及其他不易实现机械化或自动化焊接的焊缝，最宜采用焊条电弧焊；单件或小批量的焊接产品多采用焊条电弧焊；在安装或修理部门因焊接位置不定，焊接工作量相对较小，亦宜采用焊条电弧焊。

焊条电弧焊设备主要由弧焊电源、焊钳（把）、焊接电缆组成，另外配置有面罩、敲渣锤、焊条保温筒等辅助工具。焊条电弧焊设备组成见图2-2。

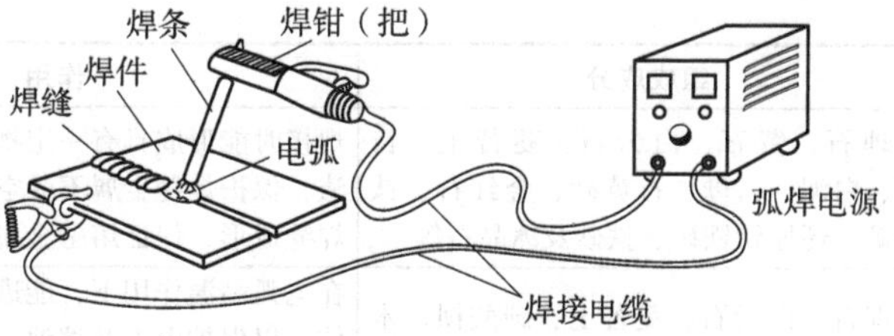

图 2-2　焊条电弧焊设备组成

焊条由焊芯和药皮组成。按照国家标准规定，焊芯分为碳素结构钢、低合金结构钢和不锈钢三种。不同种类焊条所用的焊芯见表 2-1。

表 2-1　不同种类焊条所用的焊芯

焊条种类	所用焊芯
低碳钢焊条	低碳钢焊芯（H08A 等）
低合金高强度钢焊条	低碳钢或低合金钢焊芯
低合金耐热钢焊条	低碳钢或低合金钢焊芯
不锈钢焊条	不锈钢或低碳钢焊芯
堆焊用焊条	低碳钢或合金钢焊芯
铸铁焊条	低碳钢、铸铁、非铁合金焊芯
有色金属焊条	有色金属焊芯

焊条的药皮是矿石粉末、铁合金粉末、有机物和化工制品等按一定比例配置后压涂在焊芯表面上的，主要作用为隔绝空气，防止熔滴和熔池金属与空气接触。熔渣凝固后的渣壳覆盖在焊缝表面，可防止高温的焊缝金属被氧化和氮化，并可减慢焊缝金属的冷却速度。另外，通过熔渣和铁合金进行脱氧、去硫、去磷、去氢和渗合金等焊接冶金反应，可去除有害元素，增添有用元素，使焊缝具备良好的力学性能。药皮可保证电弧容易引燃并稳定地连续燃烧，同时减少飞溅，改善熔滴过渡和焊缝成形等。焊条药皮的组成成分及其作用见表 2-2。

表 2-2　焊条药皮的组成成分及其作用

名称	组成成分	作用
稳弧剂	碳酸钾、碳酸钡、金红石、长石、钛铁矿、白垩、大理石等	使焊条容易引弧及在焊接过程中能保持电弧稳定燃烧

续表

名称	组成成分	作用
造渣剂	大理石、萤石、白云石、菱苦土、长石、白泥、云母、石英砂、金红石、钛铁矿、还原钛铁矿、铁砂及冰晶石等	焊接时能形成具有一定物理化学性能的熔渣，保护焊缝金属不受空气的影响，改善焊缝成形，保证熔融金属的化学成分
造气剂	大理石、白云石、菱苦土、碳酸钡、木粉、纤维素、淀粉及树脂等	在电弧高温作用下，能进行分解，放出气体，以保护电弧及熔池，防止周围空气中的氧和氮的侵入。通过焊接过程中进行的冶金化学反应，降低焊缝金属中的氧含量，提高焊缝性能。与熔融金属中的氧作用，生成熔渣，浮出熔池
脱氧剂	锰铁、硅铁、钛铁、铝铁、镁粉、铝镁合金、硅钙合金及石墨等	
合金剂	锰铁、硅铁、铬铁、钼铁、钒铁、铌铁、硼铁、金属锰、金属铬、镍粉、钨粉、稀土硅铁等	补偿焊接过程中合金元素的烧损及向焊缝过渡合金元素，保证焊缝金属获得必要的化学成分及性能等
增塑润滑剂	云母、合成云母、滑石粉、白土、二氧化钛、白泥、木粉、膨润土、碳酸钠、海泡石、绢云母等	增加药皮粉料在焊条压涂过程中的塑性、滑性及流动性，提高焊条的压涂质量，减少偏心度
黏结剂	水玻璃、酚醛树脂等	使药皮粉料在压涂过程中具有一定的黏性，能与焊芯牢固地黏接，并使焊条药皮在烘干后具有一定的强度

二、埋弧焊

埋弧焊是利用在焊剂层下燃烧的电弧进行焊接的一种工艺方法。

埋弧焊广泛应用于 ω（C）小于0.30%，ω（S）小于0.05%的低碳钢的焊接作业，其次是用于低合金钢和不锈钢的焊接作业。对高、中碳钢和合金钢不常使用埋弧焊，因为这些材料焊接时通常需要采用比较复杂的工艺措施。埋弧焊可以在普通结构钢基体的表面上堆焊覆层，使其具有耐蚀性或其他性能。埋弧焊的基本原理见图2-3。

埋弧焊机一般由焊接电源、送丝机构、控制系统、焊剂漏斗、焊机本体和电缆等组成。在生产中根据现场条件和实际焊接工作需要，需要配备相应的工装和辅助设施。几种不同结构特征的埋弧焊机见图2-4。

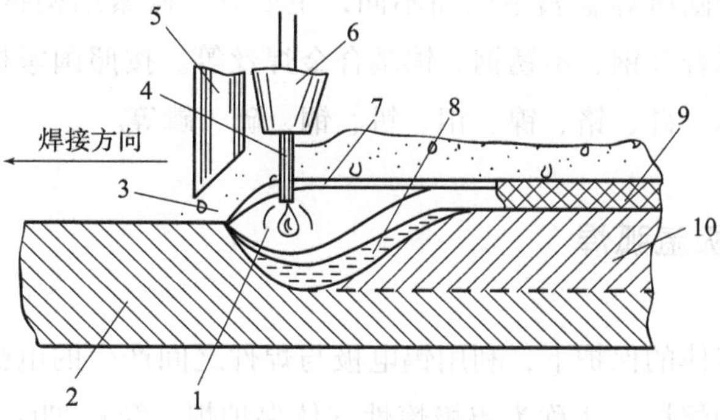

图 2-3　埋弧焊的基本原理

1—电弧；2—母材；3—焊剂；4—焊丝；5—焊剂漏斗；6—导电嘴；

7—熔渣；8—金属熔池；9—渣壳；10—焊缝

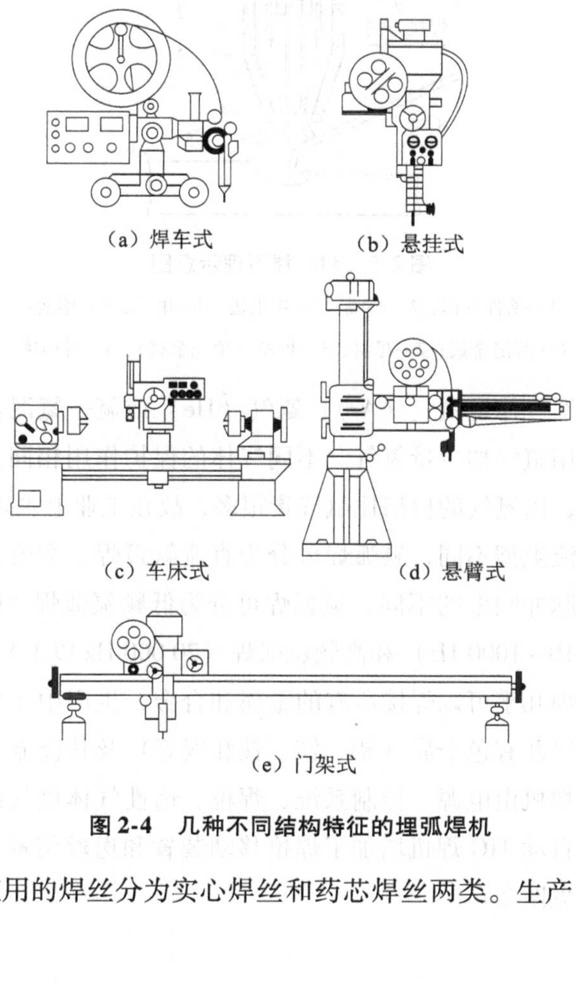

（a）焊车式　（b）悬挂式

（c）车床式　（d）悬臂式

（e）门架式

图 2-4　几种不同结构特征的埋弧焊机

埋弧焊使用的焊丝分为实心焊丝和药芯焊丝两类。生产中普遍使用实心焊丝，成分随所焊金属不同而不同，主要分为碳素结构钢、低合金钢、高碳钢、特殊合金钢、不锈钢、镍基合金焊丝等。按照国家标准，焊丝中一般含碳、锰、硅、铬、镍、钼、钒、铜、硫、磷等。

三、钨极氩弧焊

在惰性气体的保护下，利用钨电极与焊件之间产生的电弧热熔化母材和填充焊丝的焊接方法称为钨极惰性气体保护焊，简称 TIG（Tungsten Inert Gas）焊。TIG 焊原理示意图见图 2-5。

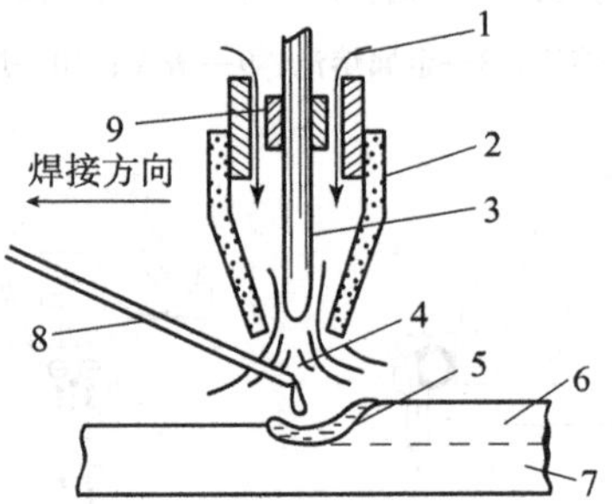

图 2-5　TIG 焊原理示意图

1—惰性气体；2—喷嘴；3—钨电极；4—电弧；5—熔池；6—焊缝金属；7—母材；8—焊丝（填充金属）；9—导电嘴

使用的惰性气体是氩气（Ar）、氦气（He）或氩—氦混合气体，在某些场合下可采用氩气加少量氢气。不同气体的保护作用相同，但在电弧特性方面有区别，因氦气的价格比氩气贵很多，故在工业上主要用氩弧焊。

按焊接电流类型不同，氩弧焊可分为直流氩弧焊、交流氩弧焊和脉冲氩弧焊。根据脉冲频率的不同，氩弧焊可分为低频氩弧焊（0. 1 ~ 10 Hz），中频氩弧焊（10 ~ 1000 Hz）和高频氩弧焊（20 000 Hz 以上）。

钨极氩弧焊几乎可以焊接所有的金属和合金，生产中主要用于焊接不锈钢和耐热钢以及有色金属（铝、镁、钛和铜等）及其合金。

手工氩弧焊机由电源、控制系统、焊枪、惰性气体供气系统和冷却水系统等组成。自动 TIG 焊机增加了焊枪移动装置和送丝装置。手工钨极氩弧焊机示意图见图 2-6。

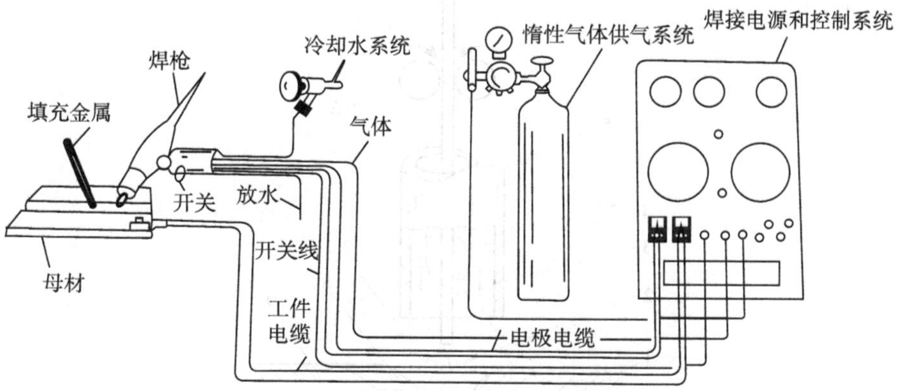

图 2-6 手工钨极氩弧焊机示意图

四、熔化极气体保护电弧焊

熔化极气体保护电弧焊是以可熔化的金属焊丝作为电极，并用气体进行保护的一种电弧焊。作为填充金属的焊丝，有实心焊丝和药芯焊丝两类。实心焊丝一般含有脱氧和焊缝金属所需要的合金元素；药芯焊丝的药芯成分及作用与焊条的药皮相似。熔化极气体保护电弧焊原理示意图见图 2-7。

常见的熔化极气体保护电弧焊为惰性气体保护电弧焊和二氧化碳气体保护电弧焊。

被焊金属材料的范围受保护气体性质、焊丝供应和制造成本等因素的影响。惰性气体保护电弧焊主要应用于铝及其合金、铜及其合金、钛及其合金以及不锈钢、耐热钢的焊接。二氧化碳气体保护电弧焊主要应用于焊接碳素钢及低合金高强度钢。

熔化极气体保护电弧焊的操作方式有自动和半自动两种。半自动熔化极气体保护电弧焊设备（图 2-8）主要由焊接电源、焊枪、送丝系统、供气系统、冷却水系统和控制系统组成。自动熔化极气体保护电弧焊设备还设置有行走装置，往往和焊枪及送丝系统组成联动结构。

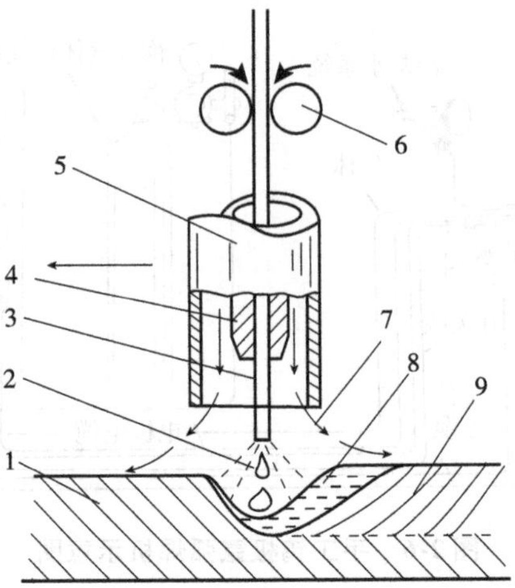

图 2-7　熔化极气体保护电弧焊原理示意图

1—母材；2—电弧；3—焊丝；4—导电嘴；5—喷嘴；

6—送丝轮；7—保护气体；8—熔池；9—焊缝金属

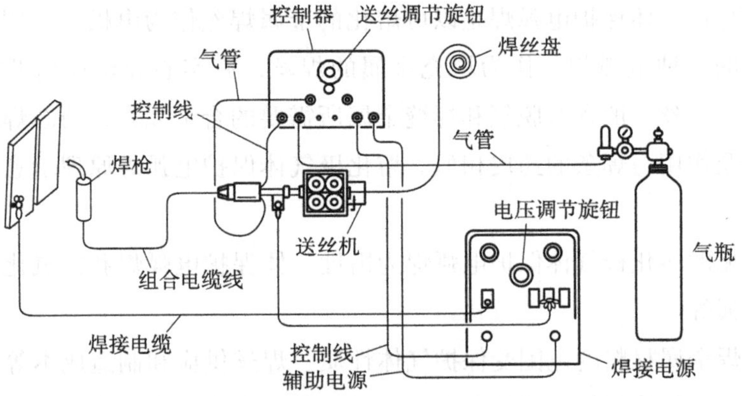

图 2-8　半自动熔化极气体保护电弧焊设备组成图

五、等离子弧焊

等离子弧焊是指利用等离子弧高能量密度束流作为焊接热源的熔焊方法。等离子弧焊具有能量集中、生产率高、焊接速度快、应力变形小、电弧稳定且适宜焊接薄板和箱材等特点，特别适合于各种难熔、易氧化及热敏感性强的金属材料（如钨、钼、铜、镍、钛等）的焊接。

等离子弧实际上是一种压缩的钨极氩弧。经压缩后，电弧温度显著提高，中性原子全部或大部分发生电离，其气体主要是由等量的正离子和负离子组成，因此称为等离子弧或等离子体。等离子弧的压缩是依靠水冷铜喷嘴的拘束作用实现的。钨极内缩到喷嘴内部，喷嘴中通以等离子气体，电弧在通过直径很小的喷嘴压缩孔道时受到以下三种压缩作用。

（1）机械压缩。水冷铜喷嘴孔径限制了弧柱截面积的自由扩大，对电弧起着机械拘束作用，这种作用称为机械压缩。

（2）热压缩。喷嘴中的冷却水使喷嘴内壁附近形成了一层冷气膜，进一步减小了弧柱的有效导电断面积；另外，冷却水通过冷气膜对电弧进行冷却，也会使电弧收缩。这两种作用称为热压缩。

（3）电磁压缩。由于以上两种压缩效应，使得电弧电流密度增大，电弧电流自身磁场产生的电磁收缩力增大，使电弧又受到进一步的压缩。电磁收缩力引起的压缩称为电磁压缩。

一般钨极氩弧焊能焊接的大多数金属，均可用等离子弧焊焊接，如碳素钢、低合金钢、不锈钢、铜合金、镍及其合金以及钛及其合金等。等离子弧焊不适用于低熔点和低沸点的金属，如铅、锌等。

手工等离子弧焊设备由焊接电源、焊枪、控制系统、供气系统和水冷系统等组成，见图2-9。

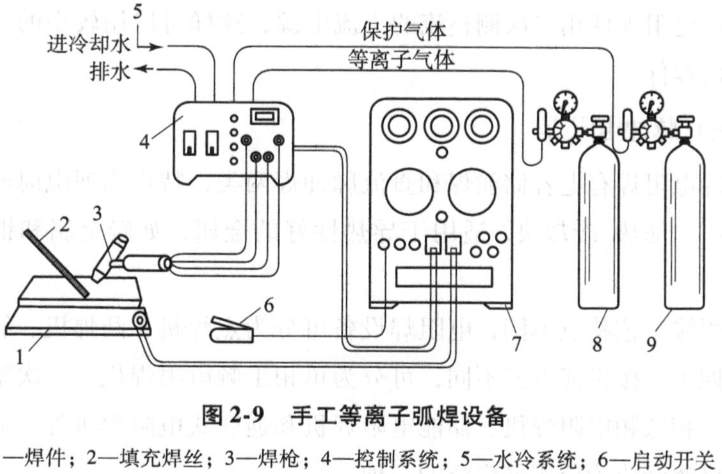

图2-9　手工等离子弧焊设备

1—焊件；2—填充焊丝；3—焊枪；4—控制系统；5—水冷系统；6—启动开关（常安在焊枪上）；7—焊接电源；8、9—供气系统

六、电阻焊

电阻焊是将焊件组合后通过电极施加压力，利用电流流过接头的接触面及邻近区域产生的电阻热进行焊接的一种方法。按照工艺特点可分为点焊、凸焊、缝焊、电阻对焊和闪光对焊。按接头形式不同可分为搭接接头电阻焊和对接接头电阻焊两类。点焊、凸焊、缝焊属于搭接接头电阻焊，电阻对焊和闪光对焊属于对接接头电阻焊。

按使用的电流不同，电阻焊可分为交流电阻焊、直流电阻焊和脉冲电阻焊三类。

（一）交流电阻焊

交流电阻焊分为工频交流电阻焊、低频交流电阻焊、中频交流电阻焊和高频交流电阻焊等几种。应用最多的是工频（50 Hz）交流电阻焊。低频交流电阻焊使用 3 ~ 10 Hz 的交流电，主要用于大厚度或大断面焊件的点焊和对焊；中频交流电阻焊使用 150 ~ 300 Hz 的交流电；高频交流电阻焊使用 2500 ~ 450 000 Hz 的交流电，中频、高频交流电阻焊通常都用于焊接薄壁管。

（二）直流电阻焊

直流电阻焊使用二次侧整流的直流电源，这样可以用较小的功率焊接较厚大的焊件。

（三）脉冲电阻焊

脉冲电阻焊有电容储能焊和直流脉冲焊两类，特点为通电时间短、电流峰值高、加热/冷却快，适用于导热性好的金属，如轻金属和铜合金的焊接。

按焊接工艺特点不同，电阻焊设备可分为点焊机、凸焊机、缝焊机和对焊机四类；按供能方式不同，可分为单相工频电阻焊机、二次整流电阻焊机、三相低频电阻焊机、储能电阻焊机和逆变式电阻焊机等。逆变式电阻焊机已逐渐成为应用最广泛的一种。

电阻焊机一般由电源、机械装置和控制装置三个部分组成。

七、电渣焊

电渣焊是利用电流通过熔渣所产生的电阻热，进行焊接的一种熔焊方法。电渣焊过程见图 2-10。电渣焊的适用范围包括：①在可焊接的金属方面，主要用于低碳钢和中碳钢的焊接。由于冷却缓慢，也适用于焊接高碳钢和铸铁。采取适当措施也可以用于焊接低合金钢、不锈钢和镍基合金等。②在可焊接的厚度上，一般宜焊接板厚大于 30 mm 的焊件。丝极电渣焊一般可焊接板厚达 400 mm，更大厚度则用板极电渣焊和熔嘴电渣焊。③在可焊接的接头上，等厚板之间的对接接头最易焊接，也最常用，其次是 T 形接头、角接头和十字接头。④在可焊接的结构上，应用最多的是厚板结构，其次是大断面结构、圆筒形结构和变断面结构（包括具有曲线或曲面焊缝的结构）。这些结构在机器制造、重型机械、锅炉压力容器、船舶及高层建筑等行业中经常遇到。

按电极的形状分类，电渣焊可分为丝极电渣焊、熔嘴电渣焊和板极电渣焊。现以丝极电渣焊和熔嘴电渣焊的设备为例，加以说明。

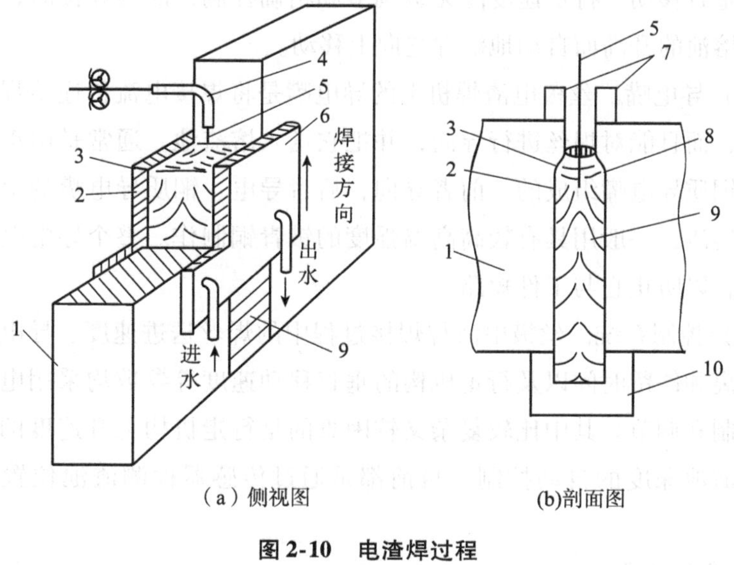

（a）侧视图　　(b)剖面图

图 2-10　电渣焊过程

1—焊件；2—金属熔池；3—渣池；4—导电嘴；5—焊丝；
6—水冷成形滑块；7—引出板；8—熔滴；9—焊缝；10—起焊槽

（一）丝极电渣焊设备

丝极电渣焊设备主要由电源、机头和成形装置组成。

1. 电源

电渣焊可采用交流或直流电源，一般多采用交流电源。为了保证电渣焊过程稳定和降低网路电压波动的影响，并避免出现电弧放电或弧—渣混合过程，电渣焊用的电源必须是空载电压低、感抗小的恒压电源。由于焊接时间长，中途不停顿，故其负载持续率一般为100%，每根焊丝的额定电流不应小于750 A，以1000 A居多。

2. 机头

机头包括送丝机构、摆动机构、行走机构、导电嘴和控制系统等。

（1）送丝机构和摆动机构。送丝机构的主要功能是将焊丝从焊丝盘以恒定的速度经导电嘴送向渣池。当焊丝所占焊件厚度每次超过70 mm时，送丝机构还应使焊丝做横向摆动，以扩大单根焊丝所焊的工件厚度。焊丝的摆动是由做水平往复摆动的机构，通过整个导电嘴的摆动来完成的。摆动的幅度、摆动的速度以及摆至两端的停留时间均可调节。

（2）行走机构。丝极电渣焊机的行走机构用来带动整个机头和滑块沿接缝做垂直移动。行走速度能无级调节和精确控制，因为焊接时，整个机头要随熔池的升高而自动地沿焊缝向上移动。

（3）导电嘴。丝极电渣焊机上的导电嘴是将焊接电流传递给焊丝的关键部件，而且能对焊丝进行导向，并把它送入熔渣池。通常是由钢质焊丝导管和铜质导电嘴组成的，前者导向，后者导电。铜质导电嘴的引出端位置靠近熔渣，一般用具有较高高温强度的铍青铜制作。整个导电嘴都缠上绝缘带，以防止它与工件短路。

（4）控制系统。丝极电渣焊焊接过程中的焊丝送进速度、导电嘴横向摆动距离和停留时间以及行走机构的垂直移动速度等参数均采用电子开关线路控制和调节。其中比较复杂又较困难的是行走机构上升速度的自动控制和熔渣池深度的自动控制，目前都是通过传感器检测渣池位置来进行控制。

3. 成形装置

为了防止熔渣和熔池金属流失，焊件两侧必须装有强制焊缝成形装置。这种装置有两类，一类是随机头一起移动式水冷铜滑块，另一类是固定式水冷铜块，也可利用焊件两侧的钢板作为成形装置。使用铜滑块的优点是便于观察熔池和渣池，易于调整焊丝位置，缺点是滑块沿着焊件长度方向移动，对焊件表面光滑度和平整度要求高。当焊缝较长时，固定式水冷铜块只能安装在一侧，另一侧用可移动式铜滑块，或者分段使用较短的固定式水冷铜块，以使导电嘴能伸入间隙并便于检测渣池深度。

（二）熔嘴电渣焊设备

熔嘴电渣焊设备由电源、送丝机构、熔嘴夹持机构、挡板及机架等组成。由于熔嘴电渣焊主要用于焊接大断面焊件，因此电源功率较丝极电渣焊的高。

（1）送丝机构。送丝机构由直流电动机、减速箱、焊丝给送装置和机架等组成。送丝速度一般在 45 ~ 200 m/h 范围内无级调节。一般是用一台直流电动机送进单根或多根焊丝，每一根焊丝都有一个单独的焊丝给送装置。多丝焊时，各焊丝同步给送。

（2）熔嘴夹持机构。熔嘴夹持机构主要是保证在焊缝间隙内的熔嘴板固定不动，同时在装配和焊接过程中能随时调节熔嘴的位置，使它处于缝隙中间。

八、电子束焊

利用高能量密度的电子束轰击置于真空或非真空中的焊件所产生的热能进行焊接的方法称为电子束焊。当电子束撞击到焊件表面时，电子的动能就转变为热能。如果功率密度很高（大于 10^5 W/cm^2），焊件金属不仅会迅速熔化，而且会剧烈蒸发，产生的高压金属蒸气将熔化的金属排开，电子束就能继续撞击深处的固态金属，很快在焊件上“钻”出一个深熔的小孔。小孔的周围被液态金属包围，随着电子束与焊件相对运动，液态金属沿小孔周围流向熔池后部并逐渐冷却，凝固形成了焊缝。当电子束的功率密度不高（小于 10^5 W/cm^2）时，焊件金属仅仅发生熔化，熔合过程和电弧相似，焊缝熔深较浅。

电子束作为焊接的热源具有以下特点。

(1) 功率密度高。电子束焊接时，加速电压范围为 30 ~ 150 kV，电子束流为 20 ~ 1000 mA，电子束焦点直径为 0.1 ~ 1 mm，其功率密度可在 $10^6 W/cm^2$ 以上。

(2) 精确、快速和可控。由于电子具有极小的质量，并带有一个负电荷，通过电场、磁场可对电子束进行快速而精确地控制。

除含有大量高蒸气压元素的材料外，电子束焊可焊接几乎所有可熔焊的金属。此外，还可以焊接熔点、热导率、溶解度相差很大的异种金属，也可焊接非金属的陶瓷等。

典型的真空电子束焊机由电子枪、供电系统、真空系统、传动系统、电气控制系统及焊接台等部分组成，见图 2-11。

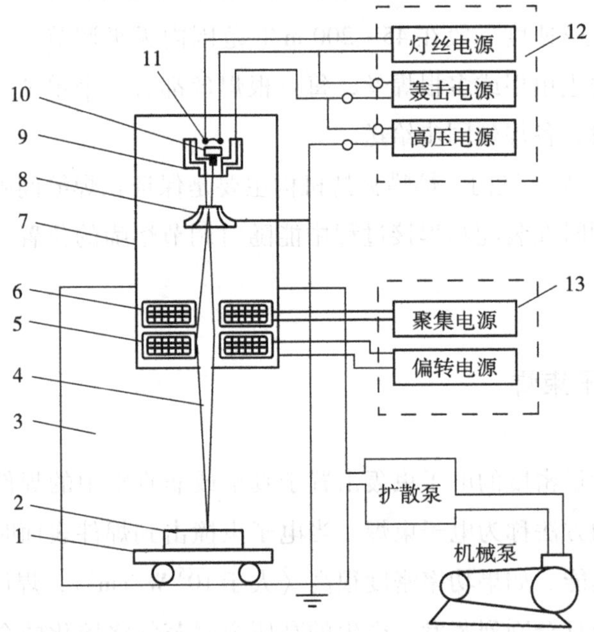

图 2-11 真空电子束焊机的组成

1—焊接台；2—焊件；3—真空室；4—电子束；5—偏转线圈；6—聚焦线圈；7—电子枪；8—阳极；9—聚束极；10—阴极；11—灯丝；12—高压电源系统；13—控制系统

焊接时，高速运动的电子束与焊件撞击会产生 X 射线；在枪体和工作室内，电子束与气体分子或金属蒸气相撞时，也会产生相当数量的 X 射线。对于小于60 kV电子束焊机的真空室，采用足够厚的钢板就能起防护X射线的作用。高压的电子束焊机的真空室则需采用铅板进行防护。无论是高压或是低压电子束系统都使用铅玻璃窗口。焊机则安装在用高密度混凝土建造的X射线屏蔽室内，并备有在焊机运行时防止误入或被关闭在屏蔽室内的安全措施，操作者可以通过光学观察系统或工业电视系统在屏蔽室外监控。要定期对电子束设备做X射线辐射剂量检测，以确保设备操作场所始终符合有关X射线辐射防护的规定。

九、激光焊

激光是通过使工作介质受激而产生的一种单色性高、方向性好及亮度大的光，经透镜或反射镜高度聚焦后获得很大的功率密度，可用于焊接、切割或材料表面处理等。激光焊是以聚焦的激光束辐射焊件所产生的热量进行焊接的一种方法。与一般焊接方法相比，激光焊具有以下几个特点。

（1）聚焦后，激光光斑直径可小到0.01 mm，具有很高的功率密度（高达10^{13} W/m^2），焊接多以穿孔方式进行。

（2）激光加热范围小（<1 mm），在相同功率和焊件厚度条件下，其焊接速度快，最高可达10 m/min以上。

（3）焊接热输入低，故焊缝和热影响区窄、焊接残余应力和变形小，可以焊接精密零件和结构，焊后不必进行矫正和机械加工。

（4）通过光导纤维或棱镜改变激光传输方向，可进行远距离焊接或一些难以接近部位的焊接。由于激光能穿透玻璃等透明体，适合用于在密封的玻璃容器里焊接镀合金等剧毒材料。

（5）可以焊接一般焊接方法难以焊接的材料，如高熔点金属、陶瓷及有机玻璃等。

（6）与电子束焊相比，激光焊不需要真空室，不产生X射线，光束不受电磁场影响。但可焊厚度比电子束焊的小。

（7）激光的电光转换及整体运行效率都很低。此外，激光会被光滑金属表面部分反射或折射，影响能量向焊件传输，所以焊接一些高反射率的金属还比较困难。

(8) 焊件的加工和组装精度要求高，工夹具精度要求也高。

按激光器的工作方式可分为脉冲激光焊和连续激光焊两类；按焊接时激光束功率密度的大小，可分为热传导型激光焊和小孔型激光焊两种。

激光焊设备主要由激光器、光束传输和聚焦系统、焊枪、工作台、电源及控制装置、气源、水源、操作盘和数控装置等组成，见图 2-12。

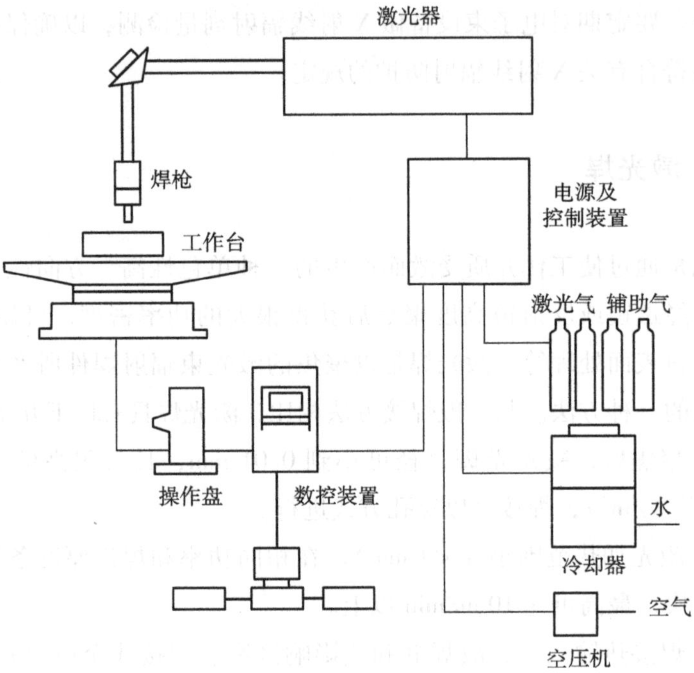

图 2-12　激光焊设备组成示意图

十、摩擦焊

摩擦焊是指在压力作用下，利用金属材料待焊面之间或与专用工具之间的相对摩擦运动所产生的热，使其达到热塑化状态，通过塑性流动、原子扩散和金属再结晶实现连接的一种焊接的方法。

两焊件待焊面之间在压力作用下的高速相对摩擦运动将产生两个效果：一是加热，二是塑性变形和机械挖掘。热塑性变形和机械挖掘作用破坏了接合面上的氧化膜及其他污染层，通过热塑性流动将破碎的氧化物和部分塑性层挤出接合面之外形成飞边，留下的纯净金属直接相互接触，通过黏结、原子扩散和金属再结晶实现冶金结合。摩擦焊的接头是在被焊材料的熔点以下形成的，所以摩擦焊属于固相焊接方法。由于焊接过程需加压，故属于压焊方法。

大多数同种或异种金属都可以进行摩擦焊接。

（1）高温时，塑性良好的同种金属以及能够互相固溶和扩散的异种金属都具有良好的焊接性，能够获得强度高和塑性好的焊接接头。

（2）焊接能产生脆性合金的异种金属，若不设法防止脆性合金层增厚，如降低焊接温度，或缩短加热时间等，则很难保证接头的强度和塑性，如铝—铜、铝—钢、钛—钢等的摩擦焊。

（3）高温强度高、塑性低、导热性好的材料不容易焊接。两种金属的高温力学性能和物理性能差别越大，越不容易焊接，如不锈钢—铜、硬质合金—钢等。

（4）活性金属（如钛、锆等），淬硬性好的钢材、表面氧化膜不易破碎或有镀膜、渗层等，以及摩擦因数太小的金属（如铸铁、黄铜等）很难进行焊接。

摩擦焊设备主要有旋转式摩擦焊机和搅拌摩擦焊机。

十一、扩散焊

扩散焊是两焊件紧密贴合，处于真空或保护气体中，在一定温度和压力下保持一段时间，使接触面之间的原子相互扩散完成焊接的一种压焊方法。

温度、压力、时间和真空等为实现金属间的原子扩散与金属键结合创造了条件，扩散焊缝的形成可分为三个阶段。在室温下，焊接表面无论焊前如何加工处理，贴合时只限于极少数凸起点接触。第一阶段，在温度和压力作用下，粗糙表面上首先在微观凸起点接触的部位开始塑性变形，并在变形中挤碎了表面氧化膜，于是导致该接触点的面积增加和被挤平，界面接触处便形成金属键连接，其余未接触部分就形成微孔（空隙）残留在界面上。第二阶段，原子持续扩散，使界面上许多微孔消失；与此同时，界面处的晶界发生迁移而离开原始界面，但仍有许多微孔遗留在晶粒内。

第三阶段，继续扩散，界面与微孔最后消失形成新的晶界，达到冶金结合，接头的成分趋于均匀。在焊接过程中，表面氧化膜除受到塑性变形的破坏作用外，还受到溶解和球化聚集作用而被去除或减薄。氧化物的溶解是原子通过间隙向母材金属中扩散而发生，而氧化物的球化聚集是借助氧化物薄膜过多的表面能造成的扩散而实现的。这两者均需要一定温度和时间的扩散过程。图 2-13 为扩散焊缝形成的三个阶段的示意图。

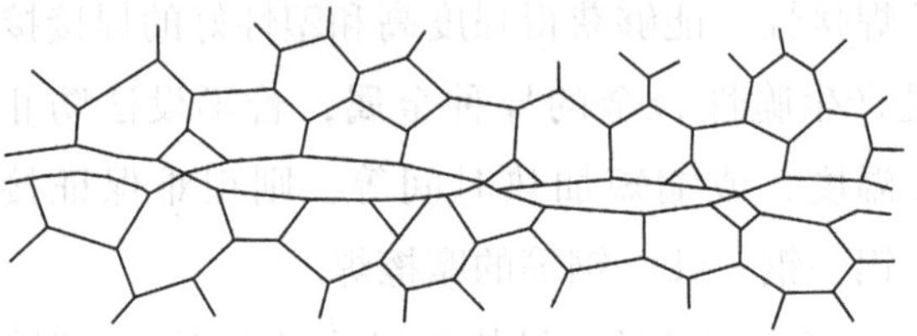

（a）凹凸不平的初始接触

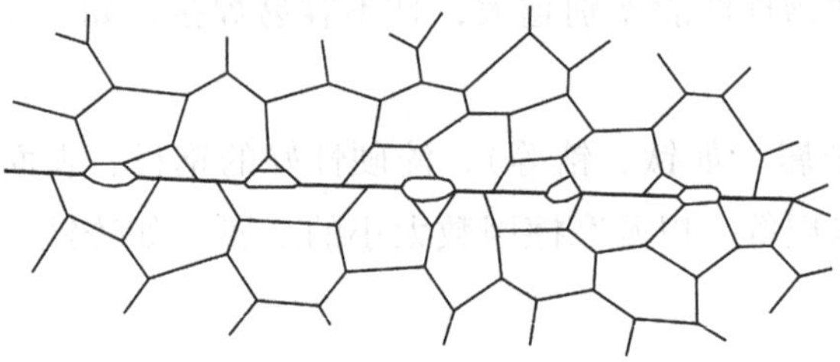

（b）第一阶段：变形和交界面的形成

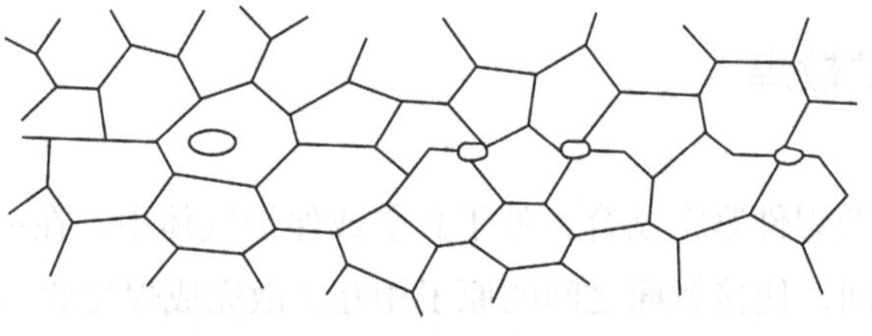

（c）第二阶段：晶界迁移和微孔消除

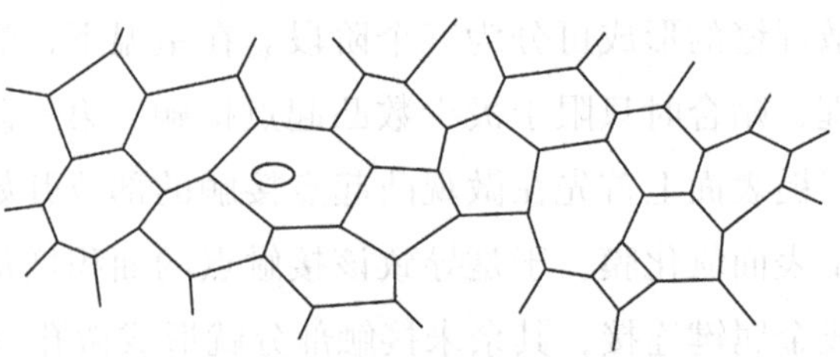

（d）第三阶段：体积扩散，微孔消除

图 2-13　扩散焊缝形成的三个阶段示意图

按被焊接材料的组合和加压方式不同，扩散焊可以分为同种材料扩散焊、异种材料扩散焊、加中间层扩散焊、过渡液相扩散焊、热等压扩散焊和超塑成形扩散焊等。

扩散焊机一般包括加热焊件的加热系统、施加压力的加压系统、保护焊件不被氧化污染的真空或可控气体保护系统三大组成部分。加热系统应用较多的是感应加热和电阻辐射加热，扩散焊接的温度为0.6~0.8倍的母材熔点。加压系统常用的形式有液压、气压、机械杆加压、膨胀加压、压力差加压等，一般压力在0.5~50 MPa。扩散焊一般在真空中或保护气体中进行，真空度一般为1.33×10^{-2}Pa。常用的保护气体为氩气，某些材料可采用高纯度的氮气、氢气或氦气。

十二、冷压焊

冷压焊是在不加热的条件下，通过对焊件施加压力，使焊件金属产生塑性变形，从而实现固态焊接的一种方法。因焊接过程是以产生塑性变形为特征，故又称为变形焊。

冷压焊按接头形式分为对接冷压焊和搭接冷压焊两类。

冷压焊特别适用于异种金属和热焊法无法实现的一些金属材料的焊接。在模具强度允许的前提下，很多不会产生快速加工硬化或未经严重硬化的塑性金属，如铜、铝、银、金、镍、锌、镉、钛、锡、铅及其合金都适合采用冷压焊。它们之间的任意组合，包括液相、固相不相容的非共格金属的组合，也可进行冷压焊。当焊接塑性较差的金属时，可在焊件间放置厚度大于1 mm塑性好的金属垫片，作为过渡材料进行冷压焊，其接头强度等于变形硬化后的垫片强度。

对接冷压焊可焊接的最小断面面积为0.5 mm^2（用手动焊钳），最大断面面积可达1500 mm^2（用液压机）。其断面为简单的线材、棒料、板材、管材或异型材等形状。通常用于材料的接长或制造双金属过渡接头。对接冷压焊过程见图2-14。

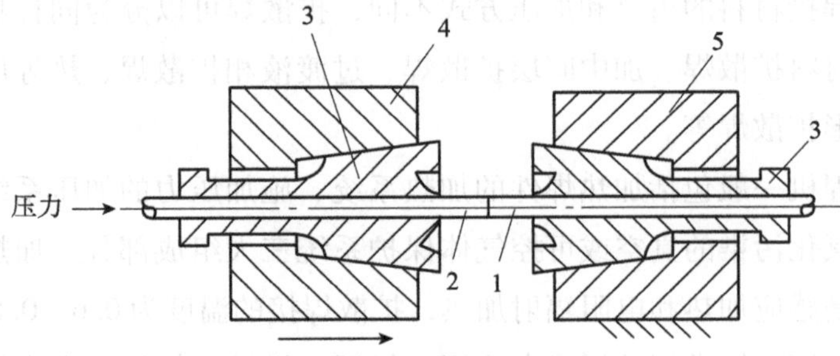

(a) 焊接开始（顶锻前）

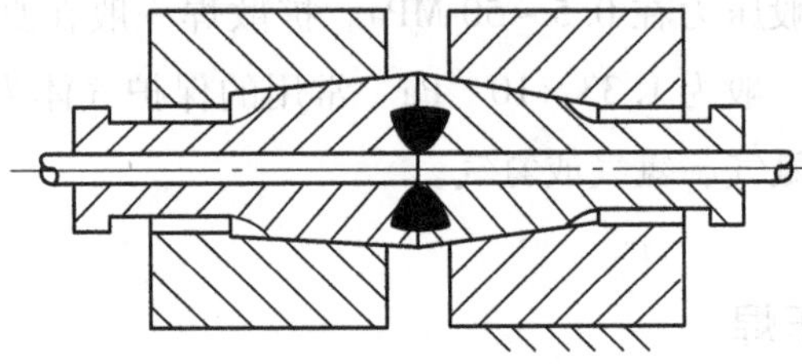

(b) 焊接后期（顶锻后）

图 2-14　对接冷压焊过程

1、2—焊件；3—钳口；4—活动夹具；5—固定夹具

搭接冷压焊可焊接的厚度为0.01～20 mm的箔材、带材或板材。搭接点焊常用于电气工程中的导线或母线的连接；搭接缝焊可用于气密性接头，如容器类产品；冷压焊多用于电器元件的封装焊等。搭接冷压焊过程见图2-15。

冷压焊适用于焊接不允许升温的产品。有些金属材料必须避免焊接时引起母材软化和退火，例如，HLI型高强度变形时效铝合金导体，当温度超过150 ℃时，其强度急剧下降，这种金属材料宜用冷压焊；某些铝管外导体通信电缆或铝皮电力电缆，在焊接铝管之前已经装入绝缘材料，其焊接温度不允许高于120 ℃，也宜用冷压焊。

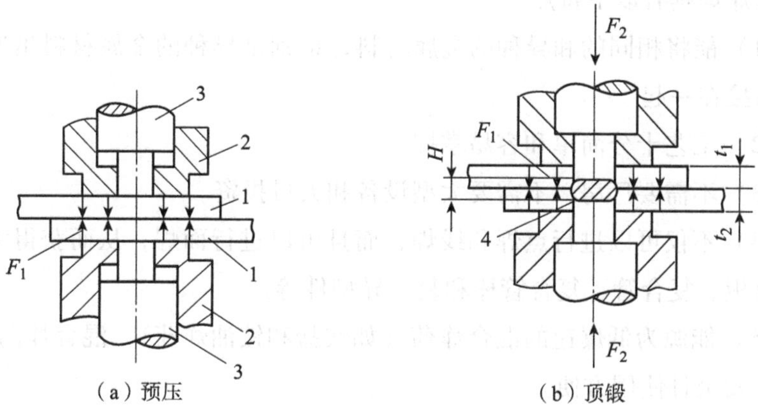

（a）预压　　（b）顶锻

图 2-15　搭接冷压焊过程

1—焊件；2—预压模具；3—压头；4—焊缝；

t_1、t_2—焊件厚度；H—焊缝厚度；F_1—焊件间的压力；F_2—压头施加的压力

十三、爆炸焊

爆炸焊是利用炸药爆炸产生的冲击力，造成焊件的迅速碰撞而实现焊接的一种压焊方法。焊缝是在两层或多层金属材料之间，在零点几秒之内形成。焊接时不需要填充金属，不需要加热。图 2-16 为复合板爆炸焊方法示意图。

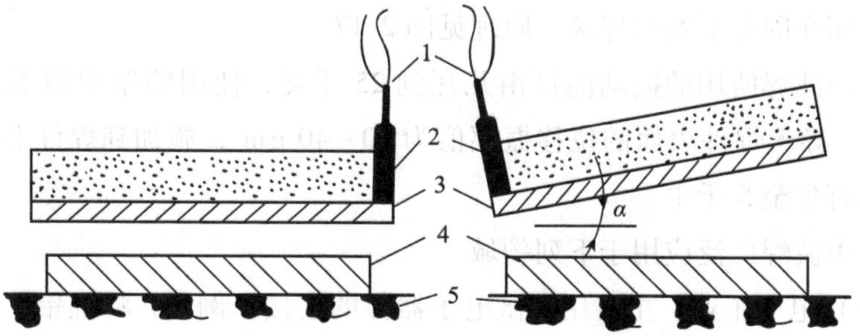

（a）平行法　　（b）角度法

图 2-16　复合板爆炸焊方法示意图

1—雷管；2—炸药；3—覆板；4—基板；5—基础（地面）；α—安装角

爆炸焊具有以下特点。

（1）能将相同的和异种的金属材料，特别是异种的金属材料迅速和强固地焊接在一起。

（2）工艺十分简单和容易掌握。

（3）不需要厂房，不需要大型设备和大量投资。

（4）不仅可以进行点焊和线焊，而且可以进行面焊，从而获得大面积的复合板、复合管、复合管棒和复合异型件等。

（5）能源为低爆速的混合炸药（如铵盐和铵油炸药）。混合炸药价廉、易得、安全且使用方便。

十四、超声波焊

超声波焊是利用超声波的高频振动能量，在压力作用下使焊件接触表面产生强烈的摩擦作用，以清除表面氧化物并加热而实现焊接的一种压焊方法。

焊件被夹持在上声极和下声极之间。上声极用来向焊件输入超声波的振动能量，而下声极则用来向焊件施加静压力。上声极所传输的超声波能量是通过一系列能量转换及传递环节而产生的。超声波发生器将工频电流转变为超声波频率（16～18 kHz）的振荡电流。焊件在静压力及弹性振动能的共同作用下，将弹性机械振动能转变为焊件间的摩擦功、形变能和温升，从而在固态下实现焊接。原理见图 2-17。

超声波焊所用的振动能量由几瓦到 25 千瓦，使用的振动频率为 16～18 kHz。导入焊件表面的位移振幅值为 10～40 μm，施加到焊件上的静压力由几百牛至 5 千牛。

超声波焊广泛应用于下列领域。

（1）电子工业。主要用于微电子器件的连接。例如，将细铝、金引线焊到晶体管、二极管和其他半导体元器件上；在集成电路板上，焊上一层铝箔或金箔，以提供一个随后焊接导线的表面。

（2）电器工业。可焊接可靠的低电阻接头，而且对零件没有污染，也不产生热变形。如异种金属的热电偶接头。

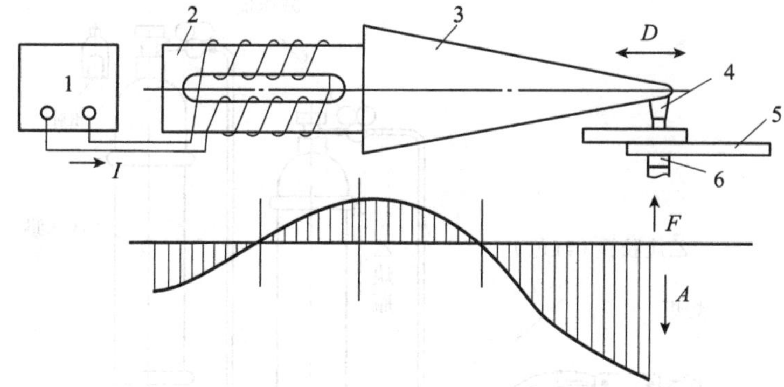

图 2-17 超声波焊接方法的原理图

1—超声波发生器；2—换能器；3—聚能器；4—上声极；5—焊件；6—下声极；

I—振荡电流及直流磁化电流；*F*—静压力；*D*—弹性振动方向；*A*—振幅的分布

（3）包装工业。用超声波环焊、缝焊和直线焊能焊成气密性封装结构，如铝制罐及挤压管的密封，食品、药品和医疗器械等的无污染包装以及精密仪器部件和雷管的包装等。

（4）塑料工业。用于塑料的焊接、金属与塑料的连接及聚酯织物的缝纫等。

（5）其他行业。超声波连续缝焊用于加长箔片、焊装波纹状换热器及过滤筛网的焊接。在太阳能硅光电池的制造中，将硅片（0. 15 ~ 0. 2 mm 厚）焊接到铝导体（0. 2 mm 厚）上等。

十五、气焊

气焊是利用可燃气体燃烧产生的火焰作为热源的一种焊接方法。可燃气体有乙炔、液化石油气（丙烷）、煤气、天然气和氢气等，助燃气体为氧气。其中，氧—乙炔焰应用最多，因其火焰温度最高、加热速度快、适用范围广。原理见图 2-18。

气焊不需要电源，具有设备简单、移动方便、适用性强的特点，可在没有电源的野外施工。适用于薄件、小件焊接和熔点较低的金属焊接。

绝大多数的钢铁材料和非铁金属材料都可焊接，氧—乙炔焰可焊接碳

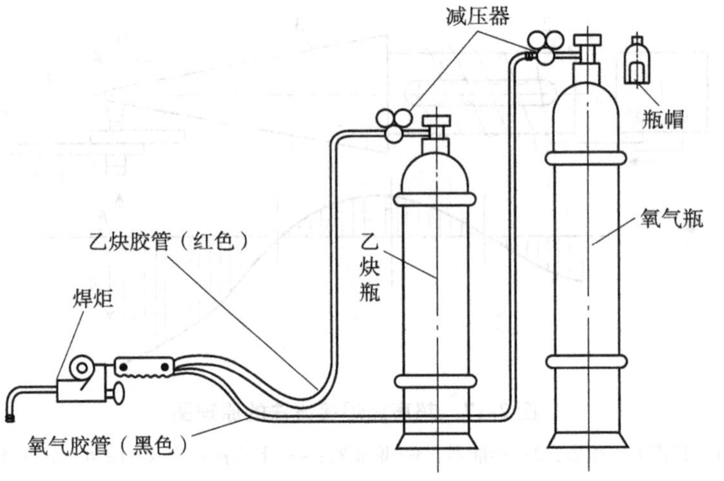

图 2-18　气焊的原理图

素钢、铸铁、合金钢、铜合金、镍合金及铝合金等。用氢气、天然气、丙烷等可燃气体时，可焊接熔点较低的金属，如铝、镁、锌、铅等。高熔点的金属如钼、钨及活泼金属钛、锆等，不宜采用气焊。

气焊的设备包括气瓶、减压器、回火保险器、焊炬、橡胶管等。

十六、钎焊

钎焊是采用比母材熔点低的金属材料作为钎料，将母材与钎料加热到高于钎料熔点、低于母材熔点的温度，利用液态钎料润湿母材、填充间隙并与母材相互扩散实现焊接的一种方法。原理见图 2-19。

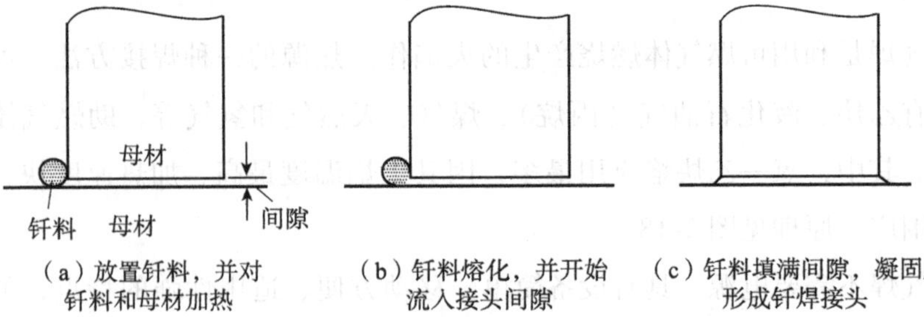

图 2-19　钎焊过程的原理图

按钎料熔点不同，钎焊可分为硬钎焊（450 ℃以上）和软钎焊（450 ℃以下）。

按钎焊加热的方法不同，钎焊可分为铬铁钎焊、火焰钎焊、电阻钎焊、感应钎焊、浸渍钎焊和炉中钎焊等。钎焊加热的设备为电烙铁、焊炬、电阻焊机、高频交流电源（频率一般为 10 kHz）/感应线圈、真空炉、空气炉、波峰焊设备、回流焊设备等。

钎焊具有以下优点。

（1）钎焊加热温度较低，对母材材质和性能的影响较小。

（2）钎焊接头平整光滑，外形美观。

（3）工件变形较小，尤其是采用均匀加热的钎焊方法，工件的变形可减小到最低程度，容易保证工件的尺寸精度。

（4）某些钎焊方法一次可焊成几十条或成百条钎缝，生产效率高。

（5）可以实现异种金属或合金、金属与非金属的连接。

十七、高频焊

高频焊是利用 10 000 ~ 500 000 Hz 高频电流流经金属连接面产生电阻热，施加或不施加压力达到金属结合的一种焊接方法。高频焊分为高频电阻焊（High Frequency Resistance Welding，HFRW）和高频感应焊（High Frequency Induction Welding，HFIW）。高频电阻焊时的电流是通过电极触头直接接触导入焊件进行焊接的，故也称为接触高频焊；高频感应焊是通过外部的高频感应线圈在焊件内部产生感应电流进行焊接的，电源与焊件没有电接触。高频电阻焊和高频感应焊的原理见图 2-20 和图 2-21。

可焊接碳素钢、合金钢、不锈钢、铜、铝、镍、锆及其合金等，也可进行异种金属焊接。广泛应用于管材制造，如有缝管、异型管、螺旋散热片管、电缆套管等，还能应用于生产各种截面的型材、双金属板等。

高频焊的主要设备为高频发生器，3000 ~ 10 000 Hz 频率范围的高频电源一般为电动机驱动的高频发电机或半导体逆变器。100 000 ~ 500 000 Hz 的连续高频电源一般采用真空管高频振荡器，其输出功率为 1 ~ 600 kW。

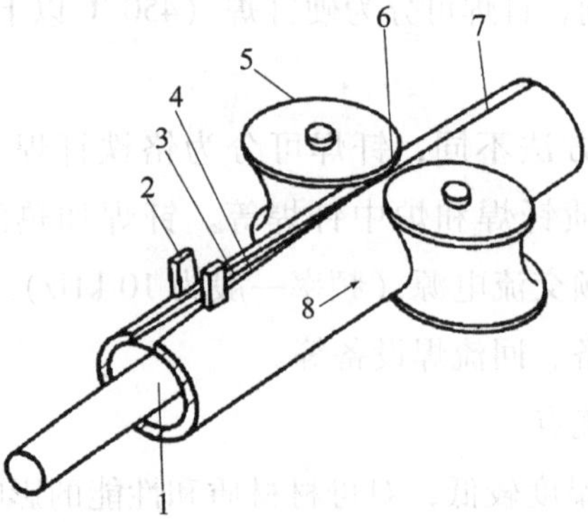

图 2-20　高频电阻焊原理图

1—阻抗器；2—电极触头；3—V 形接口；4—电流通道；

5—挤压辊；6—焊点；7—焊缝；8—送料方向

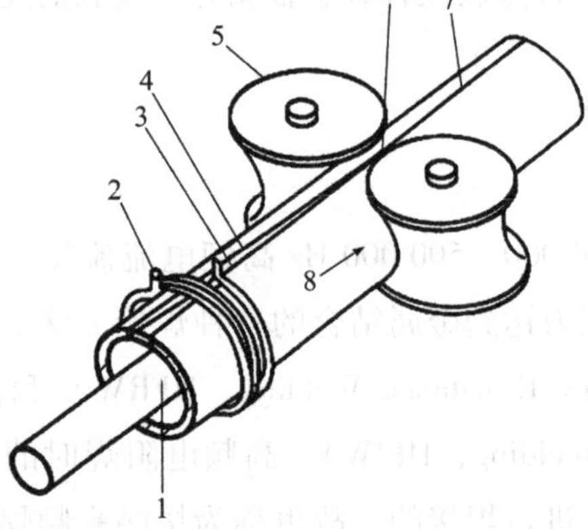

图 2-21　高频感应焊原理图

1—阻抗器；2—感应器；3—V 形接口；4—电流通道；

5—挤压辊；6—焊点；7—焊缝；8—送料方向

第二节　职业病危害因素识别

一、识别方法

无论是何种焊接工艺，其产生的职业病危害因素的识别主要围绕使用的材料、热源种类、作业环境 3 个方面开展。

（一）使用的材料

（1）被焊接或切割的金属。普通碳钢识别锰，而不锈钢需要识别六价铬、镍等。

（2）使用的焊条、焊丝。不同的焊条或焊丝，其焊芯和药皮的成分各不相同，例如，不锈钢焊条一般含有镍、铬、钼、锰、硅、铜、钒等。实际工作中可根据焊条生产依据的国家标准查询其主要成分。现行的相关国家标准见表 2-3。

（3）使用的助焊剂，如松香、异丙醇（IPA）等。

（4）保护气体，如二氧化碳、氩气等。

（5）被焊接或切割金属上的涂料或者清洗残留的溶剂，例如使用三氯乙烯清洗金属件，焊接过程中，三氯乙烯受到高温与紫外线影响，产生光气等有毒气体。

表 2-3　焊条生产涉及的主要国家标准

序号	标准号	标准名称
1	GB/T 983	不锈钢焊条
2	GB/T 984	堆焊焊条
3	GB/T 3669	铝及铝合金焊条
4	GB/T 3670	铜及铜合金焊条
5	GB/T 5117	非合金钢及细晶粒钢焊条

续表

序号	标准号	标准名称
6	GB/T 5118	热强钢焊条
7	GB/T 5293	埋弧焊用非合金钢及细晶粒钢实心焊丝、药芯焊丝和焊丝——焊剂组合分类要求
8	GB/T 8110	熔化极气体保护电弧焊用非合金钢及细晶粒钢实心焊丝
9	GB/T 9460	铜及铜合金焊丝
10	GB/T 10044	铸铁焊条及焊丝
11	GB/T 10045	非合金钢及细晶粒钢药芯焊丝
12	GB/T 10858	铝及铝合金焊丝
13	GB/T 12470	埋弧焊用热强钢实心焊丝、药芯焊丝和焊丝——焊剂组合分类要求
14	GB/T 13814	镍及镍合金焊条
15	GB/T 15620	镍及镍合金焊丝
16	GB/T 17493	热强钢药芯焊丝
17	GB/T 17853	不锈钢药芯焊丝
18	GB/T 17854	埋弧焊用不锈钢焊丝——焊剂组合分类要求
19	GB/T 26052	硬质合金管状焊条
20	GB/T 29713	不锈钢焊丝和焊带
21	GB/T 30562	钛及钛合金焊丝
22	GB/T 32533	高强钢焊条
23	GB/T 33958	管线钢埋弧焊丝用钢盘条
24	GB/T 33964	耐候钢实心焊丝用钢盘条
25	GB/T 35365	潜水器用钛合金焊丝
26	GB/T 36034	埋弧焊用高强钢实心焊丝、药芯焊丝和焊丝——焊剂组合分类要求
27	GB/T 36233	高强钢药芯焊丝
28	GB/T 37612	耐蚀合金焊丝
29	GB/T 39279	气体保护电弧焊用热强钢实心焊丝
30	GB/T 39280	钨极惰性气体保护电弧焊用非合金钢及细晶粒钢实心焊丝
31	GB/T 39281	气体保护电弧焊用高强钢实心焊丝
32	GB/T 41110	镍及镍合金药芯焊丝
33	GB/T 41112	镁及镁合金焊丝

（二）热源种类

（1）电弧。电弧的存在会产生紫外线以及电离空气中的氧气和氮气，从而产生臭氧、氮氧化物。

（2）电阻。一般电阻焊会产生少量的电焊烟尘，不产生紫外线及臭氧、氮氧化物。

（3）氧燃料。一般用于氧燃料焊接，不产生紫外线及臭氧、氮氧化物，根据被焊物料成分不同，产生相应的电焊烟尘及金属物质。

（4）等离子。等离子弧焊涉及高压电弧，可产生电焊烟尘、金属物质、臭氧、氮氧化物及紫外线、高频电磁场。

（5）激光束。一般用于激光束焊。激光具有很大的功率密度和能量，其亮度比太阳光、电焊弧光高数十个数量级。激光直接照射眼睛会造成视网膜烧伤，可瞬间致盲。即使是小功率激光如毫瓦级的 He-Ne 激光，也容易导致眼底组织的损伤。激光加工时，由于工件表面对激光的反射，也会使眼睛受到伤害。激光直接照射皮肤会造成烧伤，长时间的激光漫反射会使人出现皮肤老化、炎症等问题。同时可产生臭氧、氮氧化物、电焊烟尘等。

（6）电子束。X 射线可以电离空气中的氧气和氮气。可产生 X 射线、臭氧、氮氧化物、电焊烟尘及焊件所含的金属物质等。

（三）作业环境

作业环境一般分为开放式作业场所、密闭空间、半封闭空间、潮湿作业场所等。

焊接场所通风良好时，臭氧、氮氧化物、一氧化碳可以不作为主要职业病危害因素。但是如果在密闭空间（如储罐、锅炉、船舱等）中进行焊接作业，那么臭氧、氮氧化物、一氧化碳等物质的浓度可能会很高，甚至能导致死亡。在密闭空间中进行焊接作业时，由于通风不良，高温也是需要识别的职业病危害因素。

此外，焊接作业时往往需要搬运工件、切割打磨等，所以也需要关注噪声。

二、各类型焊接作业职业病危害因素的识别

（一）焊条电弧焊

根据焊件和焊条焊料的化学品安全技术说明书（Material Safety Data Sheet，MSDS）识别电焊烟尘（主要成分为三氧化二铁、四氧化三铁）、锰及其化合物、镍及其化合物、铜及其化合物、铬及其化合物、钼及其化合物、钒及其化合物等，使用碱性焊条时，需识别氟化合物。此外，还需识别电弧电离空气产生的臭氧、氮氧化物、一氧化碳、紫外线、噪声等。

（二）埋弧焊

根据焊件和焊条焊料的MSDS识别电焊烟尘（主要成分为三氧化二铁、四氧化三铁）、锰及其化合物、镍及其化合物、铜及其化合物、铬及其化合物、钼及其化合物、钒及其化合物等，以及识别电弧电离空气产生的臭氧、氮氧化物、一氧化碳、紫外线、噪声等。

（三）钨极氩弧焊

根据焊件和焊条焊料的MSDS识别电焊烟尘（主要成分为三氧化二铁、四氧化三铁）、锰及其化合物、镍及其化合物、铜及其化合物、铬及其化合物、钼及其化合物、钒及其化合物等，以及识别电弧电离空气产生的臭氧、氮氧化物、一氧化碳、紫外线、噪声等。

此外，使用交流电时，根据脉冲频率的不同钨极氩弧焊可分为低频氩弧焊（0.1～10 Hz），中频氩弧焊（10～1000 Hz）和高频氩弧焊（20 000 Hz以上），因此需识别高频电磁场。

（四）熔化极气体保护电弧焊

根据焊件和焊条焊料的MSDS识别电焊烟尘（主要成分为三氧化二铁、四氧化三铁）、锰及其化合物、镍及其化合物、铜及其化合物、铬及其化合物、钼及其化合物、钒及其化合物等，以及识别电弧电离空气产生的臭氧、氮氧化物、一氧化碳、二氧化碳、紫外线、噪声等。

（五）等离子弧焊

根据焊件和焊条焊料的MSDS识别电焊烟尘（主要成分为三氧化二铁、

四氧化三铁)、锰及其化合物、镍及其化合物、铜及其化合物、铬及其化合物、钼及其化合物、钒及其化合物等，以及识别电弧电离空气产生的臭氧、氮氧化物、一氧化碳、紫外线、高频电磁场、噪声等。

此外，使用交流电时，根据脉冲频率的不同可分为低频氩弧焊（0.1～10 Hz），中频氩弧焊（10～1000 Hz）和高频氩弧焊（20 000 Hz 以上），因此需识别高频电磁场。

（六）电阻焊

电阻焊不使用焊条或焊料，主要识别电焊烟尘、噪声，使用交流电时需识别高频电磁场。

（七）电渣焊

根据焊件和焊条焊料的 MSDS 识别电焊烟尘（主要成分为三氧化二铁、四氧化三铁)、锰及其化合物、镍及其化合物、铜及其化合物、铬及其化合物、钼及其化合物、钒及其化合物等，以及识别电弧电离空气产生的臭氧、氮氧化物、一氧化碳、紫外线、噪声等。

（八）电子束焊

电子束能量密度高，能迅速将金属工件熔化。焊接时识别电焊烟尘、金属物质、X 射线、臭氧、氮氧化物、噪声。由于电子束焊一般在真空炉内密闭进行，因此主要考虑 X 射线的危害。

（九）激光焊

激光照射下，材料会蒸发、汽化，根据焊件的不同产生相应的金属物质烟尘，大功率激光可形成等离子体，会产生少量臭氧。因此主要识别电焊烟尘（主要成分为三氧化二铁、四氧化三铁)、锰及其化合物、镍及其化合物、铜及其化合物、铬及其化合物、钼及其化合物、钒及其化合物、激光、噪声等。

（十）摩擦焊

磨擦焊主要职业病危害因素为噪声。

（十一）扩散焊

一般在真空炉/保护炉内密闭空间进行，当采用感应加热时需识别高频电磁场。

（十二）冷压焊

一般在室温下进行，不加热，不加焊剂。除噪声外不考虑其他职业病危害因素。

（十三）爆炸焊

根据焊件和焊条焊料的 MSDS 识别电焊烟尘、锰及其化合物、镍及其化合物、铜及其化合物、铬及其化合物、钼及其化合物、钒及其化合物等、炸药爆炸产生的氮氧化物、噪声等。

（十四）超声波焊

超声波焊主要考虑设备产生的噪声，无其他职业病危害因素。

（十五）气焊

根据焊件和焊剂的 MSDS 识别电焊烟尘（主要成分为三氧化二铁、四氧化三铁）、锰及其化合物、镍及其化合物、铜及其化合物、铬及其化合物、钼及其化合物、钒及其化合物等，以及识别气体燃烧可能产生的一氧化碳、噪声等。此外，某些焊剂在高温下可能产生氟化合物。

（十六）钎焊

根据钎料的 MSDS 识别其熔融产生的铅及其化合物、二氧化锡、铜及其化合物、铝尘（氧化铝粉尘）、二氧化钛粉尘、铍及其化合物，根据加热的方式不同需识别高频电磁场、激光、噪声等。

（十七）高频焊

根据焊件的 MSDS 识别其受热产生的电焊烟尘、锰及其化合物、镍及其化合物、铜及其化合物、铬及其化合物、钼及其化合物、钒及其化合物等，以上可以不作为高频焊的主要职业病危害因素，其主要职业病危害因素为高频电磁场。

各类型焊接作业职业健康风险源及其产生的职业病危害因素见表 2-4。

表 2-4　各类型焊接作业职业健康风险源及其产生的职业病危害因素一览表

序号	风险源			作业方式	职业病危害因素		
	类型	设备	原辅材料		粉尘	物理因素	化学因素
1	焊条电弧焊	电源、焊钳	焊条	手工	电焊烟尘	紫外线、噪声	锰及其化合物、镍及其化合物、铜及其化合物、铬及其化合物、钼及其化合物、钒及其化合物等（根据焊件和焊条焊料的 MSDS）、臭氧、氮氧化物、一氧化碳
2	埋弧焊	埋弧焊机	焊剂、焊丝	手工/机械/自动	电焊烟尘	紫外线、噪声	锰及其化合物、镍及其化合物、铜及其化合物、铬及其化合物、钼及其化合物、钒及其化合物等（根据焊件和焊条焊料的 MSDS）、臭氧、氮氧化物、一氧化碳
3	钨极氩弧焊	氩弧焊机	焊丝、惰性气体	手工/自动	电焊烟尘	紫外线、高频电磁场、噪声	锰及其化合物、镍及其化合物、铜及其化合物、铬及其化合物、钼及其化合物、钒及其化合物等（根据焊件和焊条焊料的 MSDS）、臭氧、氮氧化物、一氧化碳
4	熔化极气体保护电弧焊	焊机	焊丝、保护气体	手工/自动	电焊烟尘	紫外线、噪声	锰及其化合物、镍及其化合物、铜及其化合物、铬及其化合物、钼及其化合物、钒及其化合物等（根据焊件和焊条焊料的 MSDS）、臭氧、氮氧化物、一氧化碳、二氧化碳
5	等离子弧焊	焊机	保护气体、等离子气	手工	电焊烟尘	紫外线、高频电磁场、噪声	锰及其化合物、镍及其化合物、铜及其化合物、铬及其化合物、钼及其化合物、钒及其化合物等（根据焊件和焊条焊料的 MSDS）、臭氧、氮氧化物、一氧化碳
6	电阻焊	点焊机、凸焊机、缝焊机和对焊机	—	手工/自动	电焊烟尘	噪声、高频电磁场	—

续表

序号	风险源			作业方式	职业病危害因素		
	类型	设备	原辅材料		粉尘	物理因素	化学因素
7	电渣焊	焊机	焊丝	手工/半自动	电焊烟尘	紫外线、噪声	锰及其化合物、镍及其化合物、铜及其化合物、铬及其化合物、钼及其化合物、钒及其化合物等（根据焊件和焊条焊料的MSDS）、臭氧、氮氧化物、一氧化碳
8	电子束焊	真空电子束焊机	—	自动	—	—	—
9	激光焊	激光焊机	—	自动	电焊烟尘	激光、噪声	锰及其化合物、镍及其化合物、铜及其化合物、铬及其化合物、钼及其化合物、钒及其化合物等（根据焊件MSDS）
10	摩擦焊	旋转式/搅拌摩擦焊机	—	自动	—	噪声	—
11	扩散焊	扩散焊机	—	自动	—	高频电磁场	—
12	冷压焊	冷压焊机	—	自动	—	噪声	—
13	爆炸焊	—	炸药	手工	电焊烟尘	噪声	锰及其化合物、镍及其化合物、铜及其化合物、铬及其化合物、钼及其化合物、钒及其化合物等（根据焊件和焊条焊料的MSDS）、氮氧化物
14	超声波焊	焊机	—	自动	—	噪声	—
15	气焊	焊炬	乙炔、氧气	手工	电焊烟尘	噪声	锰及其化合物、镍及其化合物、铜及其化合物、铬及其化合物、钼及其化合物、钒及其化合物等（根据焊件和焊剂的MSDS）、一氧化碳、氟化合物

续表

序号	风险源			作业方式	职业病危害因素		
	类型	设备	原辅材料		粉尘	物理因素	化学因素
16	钎焊	电烙铁、焊炬、电阻焊机、高频交流电源（一般为10 kHz）/感应线圈、真空炉、空气炉、波峰焊设备、回流焊设备	钎料、钎剂	手工/自动	铝尘（氧化铝粉尘）、二氧化钛粉尘	根据加热的方式不同可识别高频电磁场、激光、噪声	铅及其化合物、二氧化锡、铜及其化合物、铍及其化合物（根据钎料的MSDS）
17	高频焊	高频焊机	—	自动	—	高频电磁场	—

第三章　焊接作业职业病危害因素对人体健康的影响

焊接作业覆盖企业数量多、行业广，作业过程中产生电焊烟尘、锰及其化合物、臭氧、一氧化碳、氮氧化物、激光、噪声、紫外线等多种职业病危害因素，易导致电焊工尘肺病、中枢神经系统损害、电光性眼炎等职业病及健康损害，对劳动者身体健康产生了较大影响。

第一节　电焊烟尘

一、理化性质

电焊烟尘是在焊接过程中，由高温蒸气经氧化后，冷凝而产生的，主要来自焊条或焊丝端部的液态金属及熔渣。焊接材料的发尘量占电焊烟尘总量的80%~90%，只有部分来自金属母材。

电焊烟尘的化学成分随着焊条种类和被焊金属的不同而不同，其中大部分为氧化铁，其次可有氧化锰、氟化合物、无定形二氧化硅和镁、铜、锌、铬、镍等其他微量金属。

焊接工艺不同，电焊烟尘中的化学成分也相应改变。例如，二氧化碳气体保护电弧焊采用实心焊丝时，由于在液态金属表面不断形成氧化硅并随即气化，导致烟尘中含硅量相应增加。

二、健康损害

焊工尘肺病是长期吸入高浓度的电焊烟尘而引起的以慢性肺组织纤维增生损害为主的一种尘肺类型。焊工尘肺发病较为缓慢，发病工龄一般在10年以上，范围在15～20年，最短发病工龄为4年左右。

电焊烟尘粒径很小，多在0.1～0.5 μm，可直接吸入达肺深部。长期接触高浓度的电焊烟尘，特别是在密闭空间内或通风不良的环境中进行电焊作业时，可引起焊工尘肺。发病的快慢及频率，与焊接环境、粉尘浓度、气象条件、通气状况、焊接种类、焊接方法、操作时间、电流强度，以及防护措施、个体条件等因素有密切关系。

（一）病理改变

肉眼观察两肺呈灰黑色，体积增大，重量增加，弹性减低；肺内可见散在大小不等、多呈不规则形或星芒状的尘灶，直径多在1 mm以下，少数直径在1～2 mm，直径达3 mm者很少；常有局限性胸膜增厚及气肿。镜下见两肺散在1～3 mm黑色尘斑或结节，常伴有灶周肺气肿。尘灶由大量含尘巨噬细胞及少数单核细胞构成，胶原纤维含量均在50%以下，部分尘灶为单纯粉尘沉着，不含或含少量胶原纤维，以尘斑形式存在。尘斑分布在肺泡腔、肺泡间隔、呼吸性细支气管和血管周围。肺内可见散在的2 mm左右的结节，其中粉尘较少，胶原纤维成分较多。部分结节可密集成堆，质韧，结节内可见多量的较粗大的胶原纤维，也可发生玻璃样变性。在尘斑和结节周围可见到程度不同的灶周气肿。尘粒呈棕褐色，铁染色呈深蓝色去强阳性反应，证明主要是氧化铁粉尘。少数人肺内可见多量密集的粉尘纤维灶及广泛的间质纤维化构成的大块肺纤维化。由于电焊烟尘及氮氧化物等有害气体的作用，肺内大小支气管可发生扩张和炎症。

（二）临床表现

1. 症状及体征

临床症状主要有胸闷、胸痛、咳嗽、咳痰和气短等，但很轻微。在X射线胸片已有改变时，仍可无明显自觉症状和体征。若无症状进行性加重，一般不影响工作。随病程发展，尤其是出现肺部感染或并发肺气肿后，可出现相应的临床表现。可合并有锰中毒、氟中毒和金属烟雾热等其他职业病。

2. 肺功能测定

早期肺功能基本在正常范围内，并发肺气肿等病变后，肺功能才相应地降低。

3. 影像学表现

X 射线胸片上，首先在两肺中下肺区出现一些类“s”形不规则小阴影，交织成细网状，有时也可出现少量“t”形不规则小阴影。随着病情的进展，在两肺中下肺区开始出现密度较淡的“p”形圆形小阴影，分布较疏散。圆形小阴影逐渐增多，当其在两肺中下肺区密集度达到 1 级尚未达到 2 级时，两肺上肺区即开始出现圆形小阴影（“p”影），甚至在肺尖部也出现。个别晚期病例出现大阴影。肺门一般不增大，少数病例可见肺门处密度增大、阴影增大、结构紊乱等征象。少数病例可见到肺门淋巴结蛋壳样钙化。并发肺气肿的情况较多见，很少合并胸膜粘连。并发肺结核的情况少见。

（三）诊断

详细参考国家标准《职业性尘肺病的诊断》（GBZ 70）。该标准规定了职业性尘肺病的诊断原则、尘肺病 X 射线胸片诊断分期及处理原则，适用于国家颁布的《职业病分类和目录》中所列的各种尘肺病的诊断，即矽肺、煤工尘肺、石墨尘肺、炭黑尘肺、石棉肺、滑石尘肺、水泥尘肺、云母尘肺、陶工尘肺、铝尘肺、电焊工尘肺、铸工尘肺及其他尘肺。

第二节 化学因素

一、锰及其化合物

焊药、焊料中含锰量为 5%~50%，焊接作业环境空气中锰浓度常可达

6 mg/m³ 以上。

（一）理化性质

锰（Mn）属黑色金属，原子量 54.94，熔点 1244 ℃，沸点 1962 ℃，密度为 7.2 g/cm³，质脆硬，带银灰色光泽。常见价态为 +2、+4、+7，也可为 +1、+3、+6；化学活性与铁相近，在空气中易被氧化。高温时遇氧或空气可以燃烧；遇水可缓慢生成氢氧化锰；加热时可与卤素、硫、氮等作用；它可溶于稀酸而释出氢气。锰的化合物超过 60 种，常见的有二氧化锰（MnO_2）、四氧化三锰（Mn_3O_4）、氯化锰（$MnCl_2$）、硫酸锰［$Mn(SO_4)_3$］、碳化锰（Mn_3C）、铬酸锰（$2MnO \cdot CrO_3 \cdot 2H_2O$）、醋酸锰［$Mn(C_2H_3O_2)_2$］等，其中以 MnO_2 最稳定。

（二）健康损害

1. 毒理及发病机制

（1）吸收、代谢、分布和排泄

锰化合物的溶解度很低，口服吸收量很少，97% 以上由粪便排出；皮肤吸收也很少，呼吸道是锰的主要侵入途径，锰以烟尘形式经呼吸道吸收进入血液。血中的锰与血浆中的β-球蛋白结合为转锰素分布到全身，小部分进入红细胞，形成锰卟啉，并迅速从血液中，转移到富有线粒体的细胞中，以不溶性磷酸盐的形式，蓄积于肝、肾、脑及毛发中，且细胞内的锰有 2/3 潴留于线粒体内；少部分经胃肠道吸收的锰进入肝，在血浆铜蓝蛋白作用下，Mn^{2+} 被氧化成 Mn^{3+}，再经铁转运蛋白转运至脑中毛细血管脉络丛，锰在脑中的分布以纹状体最高，除脑外，各软组织锰的生物转化率也较高，故晚期脑内的锰含量远远超过其他软组织内的。锰烟及锰尘在被吸入到肺泡内后被肺泡壁的巨噬细胞吞噬。进入体内的锰经血液转运与血红蛋白结合，几乎全部随胆汁进入肠道由粪便排出，故粪锰占排出量的 97% 以上，尿中排锰量甚微，只占 6%。

（2）毒性机制

锰在化合物中有 8 种不同的化学价，其化学价愈低，毒性越大。慢性锰中毒的具体发病机制尚未完全明确，主要累及中枢神经系统，临床表现为脑双侧基底神经节（苍白球，尤其是内部）局灶性损伤。其特征是该区域内的耗氧量极高且多巴胺（DA）出现耗竭，并最终导致线粒体功能障碍、过氧化物酶和过氧化氢酶的耗尽，以及儿茶酚胺含量的失衡。目前研究者多从对多巴胺转运的影响、线粒体功能障碍、氧化应激、神经递质传输和炎症反应等角度进行探索，基底神经节中胶质细胞的炎症反应与继而发生的神经毒性损伤，可能是锰毒性作用的又一重要机制，表现为神经细胞缺失和星形胶质细胞增生。纹状体也出现类似变化，但程度较轻。星形胶质细胞代谢产生的一氧化氮可能对苍白球和纹状体的中间神经元产生进一步的损害。黑质致密部轻微受损，卢氏小体缺失，尾核、壳核、丘脑下核的受影响范围较小。*CYP2D* 基因突变型可能是与锰中毒有关的易感基因之一。

2. 临床表现

急性锰中毒比较少见，慢性锰中毒与锰作业时间、锰烟尘浓度、防护措施有密切关系。锰中毒主要累及中枢神经系统，早期以神经行为毒性为主，晚期则以不可逆的精神障碍和锥体外系运动功能障碍为主。

(1) 全身症状

锰中毒起病十分缓慢，绝大多数病例的接触时间都在数年以上。早期主要表现为类神经症和自主神经功能障碍，嗜睡，对周围事物缺乏兴趣，还有疲劳、头痛、头晕等症状。部分患者有食欲减退或阳痿，以及四肢麻木、下肢沉重无力、肌肉痛性痉挛等症状。

(2) 神经行为的改变及精神症状

认知功能障碍包括记忆力减退、反应迟钝、认知灵活性下降和智能下降。情绪异常表现为抑郁、易激惹、忧虑、好斗、烦恼、情感淡漠、不自主哭笑，少数病例可出现短时间的攻击性、性活动增加、幻觉及语无伦次，这些临床表现甚至被称为“锰性精神病”。

(3) 锥体外系损害症状

锥体外系损害症状是病情加重的重要指征，表现为言语不清、迟钝、“面具脸”、震颤、强直、手灵活性下降和步态不稳、有向后倒的倾向及平衡障碍，肌张力障碍是锰中毒性帕金森综合征较常见的症状，在四肢和躯干中都能发生，早期查体有潜隐性肌张力增高，即令患者伸直抬高一侧下肢并缓慢复位时，对侧上肢肌张力可有增高。随后，四肢肌张力增高，下肢尤为明显，呈“齿轮样”肌张力增高，患者行走时双手摆动不协调，共济失调十分明显，闭目站立试验呈阳性，轮替和连续动作困难。晚期可有不恒定的病理反射、单侧中枢性面瘫、腹壁反射或提睾反射减弱或消失等锥体外系损害症状；也可见局部肌张力障碍，如眼睑痉挛、表情呆板、脚底明显弯曲、斜颈和动眼危象，并有书写过小症。

震颤通常是运动性震颤。震颤的频率往往较高，在做出各种姿势和运动的过程中会出现，多有中等节律和幅度的四肢震颤；晚期出现典型的“震颤麻痹综合征”，步态异常表现与慌张步态不同，转弯“僵住”，有分解动作，后退不能，极易摔倒，有前冲趋势，起立时有后倾倒趋势。呈“公鸡步态”（跨步宽大、手臂曲起、挺胸阔步行走），或有周围神经病。

（4）其他

可出现甲状腺功能紊乱，其毒性作用机制可能是锰通过损伤甲状腺或导致多巴胺能调节的甲状腺激素合成物失调，直接或间接地影响甲状腺功能。

3. 诊断

详细参考我国《职业性慢性锰中毒诊断标准》（GBZ 3）。该标准规定了职业性慢性锰中毒的诊断标准及处理原则，适用于职业性慢性锰中毒的诊断及处理，非职业性慢性锰中毒亦可参照此标准执行。

二、镉及其化合物

焊条用作焊接电极，作业过程中会接触到镉及其化合物。

（一）理化性质

镉（Cd），相对原子质量 112.4，密度 8.64 g/cm^3，熔点 320.9 ℃，沸点 765 ℃，为富有延展性银白色金属，与锌有不少相似之处。镉性质较活泼，可与氧、硫、卤素等化合，易与各种金属形成合金；不溶于水，但可溶于氢氧化铵、硝酸和热硫酸。在加热处理镉的过程中，会释放出镉烟雾。

常见的镉化合物有醋酸镉 $(CH_3COO)_2Cd$、硫化镉（CdS，又称镉黄）、氯化镉（$CdCl_2$）、氧化镉（CdO）、碳酸镉（$CdCO_3$）、硫酸镉（$CdSO_4$），大部分无机镉都溶于水，但氧化镉和硫化镉不溶于水，可以溶于胃酸。

（二）健康损害

1. 毒理及发病机制

（1）吸收、代谢、分布和排泄

镉及其化合物可经呼吸道及消化道吸收。镉被吸入后，有10%~50%滞留在肺泡，与镉尘的粒子大小、水溶性有密切关系。醋酸镉、硫酸镉、氯化镉易溶于水，摄取率高，而硫化镉、氧化镉则不易吸收。消化道吸收除与镉化合物的溶解度有关外，还与摄入量及食物中 Ca^{2+}、Zn^{2+}、Fe^{2+}、蛋白质等含量有关，这些物质摄取不足时，可使镉的摄取增加。一般来说，镉在消化道的吸收率低于10%。在血液中，90%以上的镉进入红细胞内与含硫的低分子蛋白及肽类、氨基酸（如谷胱甘肽、胱氨酸等）结合，少量留在血浆中的镉则与血浆蛋白（白蛋白和其他大分子蛋白）结合；红细胞内的低分子镉可不断进入血浆，与血浆镉形成动态平衡，分布到全身各组织器官。肾和肝是体内镉的主要蓄积器官，肾内镉含量占人体内镉总量的50%~56%，生物半衰期长达10~30年。肺、胰、甲状腺、睾丸、唾液腺、毛发中也有镉蓄积，但镉不易透过血脑屏障及胎盘屏障。人体内蓄积的镉主要经尿排出，尿镉浓度增加（>5 μg/g 肌酐）提示有镉的过量接触，肾功能可能受到损伤，可作为慢性镉中毒的重要提示性指标。

（2）毒性机制

镉中毒的机制尚未完全明确，目前主要有以下假说：镉对金属硫蛋白（Metallothionein，MT）有很强的诱导作用，生成镉金属硫蛋白（Cadmium-Metallothionein，CdMT）。当体内吸收镉过多，而肾小管细胞内诱导产生的MT不足时，肾小管细胞内不能与MT结合的镉离子增多，对肾细胞产生损伤。故减少游离镉的浓度，使镉不能作用于其靶分子，从而可减轻镉的毒性作用，这是重金属在体内蓄积过多时的一种重要解毒机制。镉还可通过与酶类巯基结合或替代酶类巯基结合，置换出细胞内酶类金属，降低机体抗氧化酶的活性，使机体清除自由基的能力下降，引起氧化损伤，急性镉中毒时，引起的氧化损伤与细胞内的谷胱甘肽耗竭有关，而在慢性镉中毒的情况下，则与肾脏内非 MT 结合的镉浓度及微量元素的平衡紊乱有关。镉还能降低机体内多种酶的活性，尤其是含锌、含巯基的抗氧化酶。另外，镉对血管壁细胞的损害可造成各种器官组织的缺氧性损害等。由于镉的毒性机制较为复杂，加之研究者采用的研究方法的差异，有待进一步对其毒性机制深入探讨。

2. 临床表现

（1）急性中毒

一次性吸入过量的镉烟雾或镉蒸气可导致化学性支气管炎、肺炎和肺水肿等病证。吸入镉烟雾或镉蒸气（多为氧化镉），潜伏期大多数在 6~8 h，常引起不同程度的头痛、头晕、恶心、乏力、胸闷、咳嗽等症状，严重者可发生化学性肺炎、肺泡性水肿及急性呼吸窘迫综合征，患者咳嗽加重，伴胸痛、泡沫样痰、发绀、呼吸困难；听诊可闻及双肺呼吸音低，部分可闻及干、湿啰音；X 射线胸片显示双肺纹理增多、增粗，严重的可见双肺弥漫性渗出。也可并发肝、肾损伤，从而有黄疸、肝功能异常及急性肾衰竭等表现。吸入氧化镉烟雾浓度为 1 mg/m^3 时，8 h 可致中毒；浓度达 5 mg/m^3 时，8 h 常可致死。

（2）慢性中毒

多由长期（1 年以上）接触较高浓度的镉引起。主要造成肾的损害，尤以肾小管重吸收功能出现障碍为特征，严重者可出现肾功能不全。此外，镉中毒还可引起神经系统损害、钙代谢紊乱和免疫力降低等情况，甚至诱发染色体畸变、致畸和致癌。

1）肾损害：肾是体内镉的主要排泄器官和蓄积部位，是慢性镉中毒损伤的主要靶器官，其中肾皮质是其主要靶部位，长期低剂量接触即可引起肾近曲小管功能障碍，尿中除出现低分子蛋白（β2-微球蛋白、维生素 A 结合蛋白、溶菌酶和核糖核酸酶等），还可出现葡萄糖尿、高氨基酸尿和高磷酸尿。继而，高分子量蛋白（如白蛋白、转铁蛋白等）也可因肾小球损害而排泄增加。严重者可出现肾小球功能异常，晚期患者的肾结构损害，出现慢性肾衰竭。即使脱离接触，肾功能障碍仍将持续存在。在长期接触镉的工人中，肾结石的发病率较高。

2）骨骼损害：病情发展到慢性肾功能不全，可伴有骨质疏松、骨质软化，表现为背部和四肢疼痛、行走困难、自发性骨折；X射线检查示肩胛骨、骨盆、股骨、胫骨等有明显骨质疏松情况。

3）其他：镉中毒患者均有不同程度的头晕、头痛、乏力、腰痛、四肢酸痛、关节痛、失眠等症状，镉对中枢神经系统的毒性作用主要表现为患者注意力下降、记忆力减退、嗅觉异常、听力下降和震颤麻痹等。镉可使血红蛋白减少，从而引起贫血，其对白细胞可产生毒性作用，影响机体的免疫功能。另外，镉还可损伤胎盘，造成孕妇流产或新生儿体重下降等。国际癌症研究机构（International Agency for Research on Cancer，IARC）在1993年将镉定为确认致癌物。

3. 诊断

详细参考国家标准《职业性镉中毒的诊断》（GBZ 17）。该标准规定了职业性镉中毒的诊断及处理原则，适用于职业性接触镉及其化合物引起中毒的诊断及处理。

三、铅及其化合物

焊接过程中若使用含铅的材料，会增加焊接工人接触铅及其化合物的风险。

（一）理化性质

铅（Pb）为灰白色、质软的重金属，相对原子质量207.19，密度为11.34 g/cm^3，熔点327.5 ℃，沸点1740 ℃，不溶于水，可溶于热浓硝酸、硫酸、盐酸等，加热至400 ℃以上时，即有大量铅蒸气逸出，并在空气中迅速氧化为各种铅氧化物。

铅的无机化合物有很多，常见的有：一氧化铅（PbO），分为黄色粉末（黄丹）和橘黄色结晶（密陀僧）两种，可溶于水和酸、碱中；二氧化铅（PbO_2）为棕褐色结晶，不溶于水，但溶于酸、碱；四氧化三铅（Pb_3O_4）为鲜红色粉末，称为红丹、红铅或铅丹，不溶于水，可溶于冰醋酸、盐酸；碱式碳酸铅［$PbCO_3 \cdot 2Pb(OH)_2$］为白色粉末，又称铅白、白铅粉等，不溶于水，溶于醋酸、碳酸；碱式硫酸铅［$PbSO_4 \cdot 3PbO \cdot H_2O$］为白色粉末，不溶于水和酸；硫化铅（PbS），为黑褐色结晶，溶于稀盐酸；硫酸铅（$PbSO_4$）为白色结晶；铬酸铅（$PbCrO_4$），为黄色粉末，又称铅铬黄，不溶于水，可在强酸、强碱中分解，对弱酸无反应；醋酸铅［$Pb(CH_3COO)_2$］，称“铅糖”，极易溶于水及稀盐酸；砷酸铅［$Pb_3(AsO_4)_2$］不溶于水，可溶于硝酸及碱等。

（二）健康损害

1. 毒理及发病机制

铅毒性的强弱与铅化合物的溶解度、铅烟尘颗粒的大小、侵入途径及形态等有密切关系，同时还受机体因素（如年龄、生理、营养状况）及遗传因素的影响。

（1）吸收

铅主要通过呼吸道与消化道吸收，一般不能透过完整皮肤。职业性铅中毒多由呼吸道吸收所致，铅烟和细小铅尘在肺内吸收率可达30%以上。铅在胃肠道的吸收率为7%~10%，空腹时可达45%，食物中钙、铁、锌及维生素C等的缺乏，均可增加铅的吸收。胃肠道对不同铅化合物的吸收率主要取决于它的溶解度，如溶解度较大的醋酸铅、氧化铅、氯化铅可迅速被吸收，不易溶解的硫酸铅、铬酸铅、碳酸铅等吸收率则稍低。在职业活动中，铅可以通过污染的手指（如在车间内吸烟、进食等）进入消化道。

（2）分布

进入血液的铅90%以上与红细胞结合，仅6%左右与血浆内转铁蛋白或白蛋白结合。红细胞内的铅有50%左右与血红蛋白结合，另外的部分因和低分子蛋白或红细胞膜结合，故易扩散，而和血浆内铅保持动态平衡，并通过血浆进入其他组织，铅在肝、肌肉、皮肤、结缔组织中含量较高，其次为在肺、肾、脑中。铅在进入人体数周后约90%转移到骨内，其中70%以正磷酸铅的形式十分稳定地储存于骨皮质内；其余部分仍可转移至其他组织。

（3）代谢

铅的体内代谢过程与钙的相似，能促进钙沉积的因素也有助于铅的沉积。缺钙、内环境紊乱（酸中毒）、感染、酗酒、饥饿、发热等可使骨内磷酸铅转化为磷酸氢铅而进入血液，如高钙饮食可使铅沉积于骨内。

（4）排泄

吸收进入体内的铅主要经肾由尿液排出（75%以上）。经消化道进入的铅大部分由粪便排出，少量经肠道吸收后，多通过肝脏排出，其中一部分仍可为肠道再吸收，进入“肠肝循环”。经呼吸道吸入的铅，部分可经呼吸道纤毛作用排出，其余部分则被吞入消化道，随粪便排出。体内的铅亦可随汗液、乳汁、唾液和经血等排出，但量较少。血铅的生物半衰期约为19天，软组织铅约为21天，骨铅约为20年。

（5）中毒机制

铅中毒的机制目前尚未完全明确，氧化应激作用被认为是铅毒性作用的主要机制，影响一氧化氮的代谢调节，细胞正常功能受损；铅能与人体内生物活性物质结合，使其结构和功能改变，如与还原型谷胱甘肽分子中的巯基结合改变其结构，使之失去抗氧化活性，导致氧化应激作用形成。如在血红素生成途径中，其能与δ-氨基-γ-酮戊酸脱氢酶结合，使之不能进行下一步合成反应，血红素合成受阻，δ-氨基-γ-酮戊酸不断蓄积，此物质会诱导氧化应激作用形成，对铅毒性的形成有协同作用。除上述可能的机制外，铅的毒性作用还可能表现在影响神经递质的合成与释放、干扰细胞信号转导通路和影响学习记忆形成等。主要累及神经、造血、消化、肾脏、肝脏及心血管系统，主要有以下影响。

1）对造血系统的影响

影响血红蛋白的合成：在铅中毒机制的研究中，卟啉代谢障碍是其重要和较早的变化之一，临床常选用尿5-氨基酮戊酸（5-aminolevulinic acid，ALA）、粪卟啉及血游离红细胞原卟啉（free erythrocyte protoporphyrin，FEP）或血锌原卟啉（zinc protoporphyrin，ZPP）作为铅中毒重要的辅助诊断指标。

溶血多见于急性铅中毒，因铅可抑制红细胞膜 Na^+-K^+-ATP 酶活性，使红细胞内 K^+ 逸出，导致细胞膜崩溃而发生溶血；另外铅还可与红细胞膜表面的磷酸盐结合，使红细胞机械脆性增加，亦为引起溶血的原因。

2）对神经系统的影响

铅引起体内 ALA 增多，ALA 可通过血脑屏障进入脑组织，因其与

γ-氨基丁酸（γ-aminobutyric acid，GABA）结构相似而可与后者竞争突触后膜上的 GABA 受体，影响 GABA 的功能；铅能抑制血红素的合成，而且因为血红素是细胞色素的辅基，所以也会导致脑内细胞色素 C 浓度减低，从而影响氧化磷酸化过程；铅模拟钙对神经系统的生理作用，干扰神经递质的释放，造成神经功能紊乱。此外，铅可引起神经细胞节段性脱髓鞘、轴索变性及施万细胞受损等，以上机制最终可引起脑病和周围神经病。低浓度铅可造成血脑屏障受损，使铅更容易进入脑组织，高浓度下，铅可直接损伤脑内微血管，影响脑细胞功能。

3）对消化系统的影响

铅可抑制肠壁碱性磷酸酶和 ATP 酶的活性，造成平滑肌痉挛，引起腹绞痛；铅可能还会引起太阳神经丛病变，从而导致肠壁平滑肌痉挛，或使小动脉壁平滑肌收缩引起肠道缺血导致腹绞痛；亦有人认为铅能抑制肠壁碱性磷酸酶和 ATP 酶的活性是因为胃肠道神经节前纤维释放乙酰胆碱减少及 Na^+-K^+-ATP 酶活性受抑制。铅同样可引起肝内细胞色素系统（包括细胞色素 P450 和混合功能氧化酶）功能紊乱，影响肝功能。急性铅中毒时，铅还可直接损害肝细胞并可使肝内小动脉痉挛引起局部缺血，导致急性铅中毒性肝病。

4）对肾脏的影响

铅可影响肾小管功能，主要是影响近曲小管。慢性铅中毒时，除损害肾小管外，还可引起进行性间质纤维化，最终导致慢性肾衰竭。

5）对心血管系统的作用

铅为引起高血压的危险因素之一，其原因可能与铅可造成肾上腺素－血管紧张素－醛固酮系统功能紊乱有关。

6）其他

铅可影响骨骼的代谢，导致骨骼发育畸形、骨质疏松、骨关节炎等。抑制免疫力，影响生殖系统和内分泌系统，致突变及可疑致癌。

2. 临床表现

（1）急性铅中毒

工业生产中发生急性铅中毒的可能性较低，但可见到职业性亚急性铅中毒，其临床表现与急性铅中毒的十分相似。急性铅中毒主要因消化道吸收引起，多见于服用含铅中草药偏方。其常有潜伏期，短者为4~6 h，一般为2~3天，最长者为1~2周；患者中毒后，口内有金属味，有恶心、呕吐、腹胀、食欲不振、便秘（多见）或腹泻、阵发性腹部剧烈绞痛（铅中毒绞痛）、头痛、头晕、乏力、全身酸痛、血压升高、出汗、尿少、苍白面容（铅中毒面容）等症状。严重时可合并多脏器功能损伤，如中毒性脑病（多见于儿童），患者可有痉挛、抽搐，甚至会因谵妄、高热、昏迷和循环衰竭而死亡；铅中毒性肝病，可见黄疸，胆红素升高，肝大、有压痛，丙氨酸氨基转氨酶（alanine transaminase，ALT）明显升高；铅中毒性肾病，尿中可见红细胞、白细胞、β2-微球蛋白增多及严重肾功能障碍，有时尚可见轻或中度贫血、麻痹性肠梗阻及消化道出血等。实验室检查显示铅中毒指标明显异常。

（2）慢性铅中毒

长期在超过容许浓度的环境中工作，多会发生职业性慢性铅中毒。

1）神经系统表现

中枢神经系统早期症状不明显，主要表现为头痛、头晕、乏力、失眠、多梦、健忘等神经症表现；儿童对铅特别敏感，中毒后可发生脑功能轻微障碍综合征，重症患者可发生铅中毒性脑病，职业性中毒较少见。此外，铅通过血脑屏障进入中枢神经系统后，可引起包括听力损害在内的一系列神经毒性作用。铅会造成耳蜗的毒性损伤，影响中枢听觉、外周听觉系统。

中毒性周围神经病多在接触铅一定时间后发生，病程呈渐进性，起病隐袭，以运动功能受累最为显著。临床表现为伸肌无力，最常用的肌肉的表现更明显，常伴关节肌肉疼痛及肢体远端对称性感觉障碍及局部自主神经功能障碍。严重时，可发生肌肉麻痹，亦称铅麻痹，多见于桡神经支配的手指和手腕伸肌，造成腕下垂时，称垂腕症，如发生于腓神经支配的腓骨肌和趾总伸肌与踇趾伸肌，造成足下垂，称垂足症。神经肌电图检查可提供周围神经损伤的证据，当患者处于亚临床状态时，神经肌电图已可发现神经传导速度减慢、远端潜伏期延长，肌电图改变符合神经源性损害。

2）消化系统表现

①铅线：由于口腔卫生不良，齿龈边缘处可有约1 mm的硫化铅造成

的蓝灰色“铅线”，在急性铅中毒患者中较易见到，有一定的诊断价值。

②消化功能紊乱，如食欲不振、口内有金属味、腹胀、恶心、便秘、腹部不定部位隐痛。

③腹绞痛是铅中毒最突出的症状之一，发作前多有腹胀和顽固性便秘，并逐渐加重，或伴全身无力。腹绞痛多数为突然发作，每次持续数分钟至数小时，为持续性疼痛阵发性加重；疼痛部位多在脐周围，亦有在上、下腹部的，疼痛常剧烈难忍，患者常因剧痛而弯腰屈膝、面色苍白、焦虑、全身出冷汗、牙关紧闭、呻吟不止，并且可有恶心、呕吐；一般止痛药不易缓解，按压腹部时稍感缓解。患者检查时腹部平坦柔软、无固定压痛点、无明显反跳痛，但有时腹肌可稍紧张，肠鸣音可减弱、正常或阵发性增强，患者常伴有暂时性血压升高，以及眼底视网膜动脉痉挛；可出现麻痹性肠梗阻和消化道出血，持续数日至一周。

3）造血系统表现

贫血是铅中毒最常见的症状之一，多为轻度低色素正常细胞性贫血。可有网织红细胞、嗜碱性点彩红细胞增多，白细胞和血小板一般无明显影响。

4）肾脏表现

慢性铅中毒主要损伤肾近曲小管，造成肾小管重吸收功能降低，导致氨基酸尿、糖尿、高磷酸盐尿、低分子蛋白尿及尿中肾小管酶如碱性磷酸酶（alkaline phosphatase，ALP）、乳酸脱氢酶（lactate dehydrogenase，LDH）、N-乙酰-β-D-葡萄糖苷酶（N-acetyl-β-D-glucosaminidase，NAG）活性增强。早期肾脏损害经驱铅治疗后有可能恢复；如长期未脱离铅接触和未及时接受治疗，则可导致肾小管萎缩、间质纤维化，甚至肾小球硬化，最终引起慢性肾功能不全。

5）其他

慢性铅中毒早期很少出现高血压，如出现高血压，应考虑是否与肾脏病变有关。铅的生殖毒性，女性对铅较敏感，在血铅水平稍高的情况下，铅和流产、低体重儿的出生有关；铅亦可引起男性精子活动度降低等；铅还能通过胎盘进入胎儿体内，并且可经由乳汁引起婴儿铅中毒。

3. 诊断

详细参考国家标准《职业性铅及其无机化合物中毒诊断标准》（GBZ 37）。该标准规定了职业性铅及其无机化合物中毒的诊断原则及诊断分级，适用于职业性接触铅及其无机化合物的烟、尘和蒸气所致中毒的诊断。

四、铬及其化合物

焊接作业过程中，如果被焊接或切割的金属，或使用的焊条、焊丝等是不锈钢材料的，则一定含有铬成分，作业过程中会使作业者接触铬及其化合物。

（一）理化性质

铬（Cr），硬而脆的银灰色金属，可溶于稀盐酸及硫酸。铬的价态对铬化合物毒性起重要作用，六价铬毒性最大，其次是三价铬，工业接触的铬多为六价铬。常用的六价铬化合物有铬酸酐（CrO_3）、铬酸盐、重铬酸钾（$K_2Cr_2O_7$）等。

（二）健康损害

1. 病理及发病机制

急性接触高浓度铬酸或铬酸盐，可刺激眼、鼻、喉及呼吸道黏膜，引起灼伤、充血、鼻出血等。慢性接触可发生以鼻黏膜糜烂、溃疡和鼻中隔穿孔为主要症状的铬鼻病。皮肤可发生“铬疮”，表现为不易愈合的侵蚀性溃疡。六价铬是确认的人类致癌物，从事铬化合物生产的工人肺癌发病率会增高。

职业性铬鼻病是由于长期接触铬所引起的一种慢性鼻部损害。三价铬不易通过细胞膜，而六价铬可通过皮肤、呼吸道和消化道进入人体，而呼吸道是六价铬进入人体的主要方式。六价铬进入人体后，可迅速进入红细胞，与氧结合形成氧化铬，并经谷胱甘肽、维生素 C 等还原成三价铬，再与血清转铁蛋白结合，使血红蛋白变成高铁血红蛋白，破坏细胞与氧结合能力，导致细胞内窒息。六价铬还原成三价铬过程中的反应性中间产物，如四价铬、五价铬及环氧化物等可与 DNA 发生反应，并使 DNA 产生断链、去碱基以及产生 Gr-DNA 加合物、DNA-DNA 交联、DNA-蛋白质交联、去碱基化及氧化反应等。当工人长期吸入浓度大于 0.1 mg/m^3 的铬酸雾或铬酸盐尘时，可发生职业性铬鼻病。职业性铬鼻病多发生在鼻部血管较少的鼻中隔前部，少数发生于鼻甲黏膜处。这可能是由于鼻中隔前下方黏膜较薄，血管较少，黏膜常发生上皮化生，呈现小血管扩张和表皮脱落，气流常在此发生流向改变，故铬酸盐尘易在此沉积。不良习惯，比如当鼻受刺激不适应时，用污染的手指挖鼻，亦可使此处黏膜接触大量的铬，而更易受刺激和损伤。

2. 临床表现

职业性铬鼻病早期症状有流涕、鼻塞、鼻出血、鼻干燥、鼻灼痛、嗅觉减退等，其临床体征主要是鼻黏膜糜烂、溃疡形成及鼻中隔穿孔，发生概率依次为 28.4%、5.35% 和 3.4%。并可伴有不同程度鼻黏膜充血、肿胀、干燥或萎缩等其他非特异性体征，其发生概率依次为 24.4%、16.7%、16.8% 以及 6.7%。鼻中隔穿孔从米粒大小到直径 1～2 cm。由于鼻穿孔部位多在距离鼻中隔软骨前下端 1.5 cm 处，该部位神经分布稀少，不会产生疼痛感，患者不易发觉。

3. 诊断

详细参考国家标准《职业性铬鼻病的诊断》(GBZ 12)。该标准规定了职业性铬鼻病的诊断及处理原则，适用于职业性接触铬酐、铬酸、铬酸盐及重铬酸盐等六价铬化合物引起铬鼻病的诊断及处理。

五、氮氧化物

电焊、氩弧焊、气割及电弧发光时，产生的高温能使空气中的氧和氮结合成氮氧化物。

（一）理化性质

氮氧化物是指由氮、氧两种元素组成的化合物，包括多种化合物，如氧化亚氮（又称一氧化二氮，N_2O）、一氧化氮（NO）、二氧化氮（NO_2）、三氧化二氮（N_2O_3）、四氧化二氮（N_2O_4）、五氧化二氮（N_2O_5）等，除二氧化氮外，其他氮氧化物均不稳定，遇光、湿、热变成二氧化氮及一氧化氮，一氧化氮又会变成二氧化氮，氮氧化物所引起的急性中毒，其主要的效应成分是二氧化氮。

一氧化氮的相对分子质量为30.01，熔点为-163.6 ℃，沸点为-151.5 ℃，可溶于乙醇、二硫化碳，微溶于水和硫酸，水中溶解度为4.7%（环境温度为20 ℃），化学性质不稳定，在空气中容易氧化为二氧化氮。二氧化氮的相对分子质量为46.01，熔点为-11.2 ℃，沸点为21.2 ℃，可溶于碱、二硫化碳和氯仿，微溶于水，性质稳定。一氧化氮的相对密度接近空气，一氧化二氮、二氧化氮比空气略重。氮氧化物属于非可燃性物质，但均能助燃，如一氧化二氮、二氧化氮和五氧化二氮遇高温或可燃性物质能引起爆炸。

（二）健康损害

1. 毒理及发病机制

氮氧化物在常温、常压条件下，大都为气态物质，侵入途径均为经呼吸道吸入。二氧化氮是一种生物活性大、毒性很强的气体，其毒性是一氧化氮的4~5倍，80%~90%被人体吸入。由于在水中溶解度小，对上呼吸道和咽黏膜刺激作用小，但到达下呼吸道后，缓慢地溶解于肺泡表面的液体及含水蒸气的肺泡中，与水起反应，形成硝酸及亚硝酸，从而对肺组织细胞产生剧烈的刺激与腐蚀作用，使肺毛细血管的通透性增加，导致肺水肿，严重者可导致急性呼吸窘迫综合征（acute respiratory distress syndrome，ARDS）而死亡。吸入的氮氧化物能够损伤肺表面活性物质，使肺泡萎缩，降低肺泡顺应性，毛细血管流体静压升高，体液由血管内向外渗，影响呼吸功能，导致组织缺氧。氮氧化物能够使细胞内环磷酸腺苷含量下降，损害生物膜的功能。部分氮氧化物，如一氧化氮，能够使血红蛋白转为高铁血红蛋白，出现高铁血红蛋白血症，当体内高铁血红蛋白含量在15%以上时，即出现发绀，影响红细胞携带氧的能力，加重机体缺氧。

2. 临床表现

氮氧化物急性中毒主要损害的靶器官是呼吸系统，不同的暴露浓度和暴露时间，会导致不同程度的急性中毒，显示不同的临床表现。

健康者在接触氮氧化物后，0.5~1 h 内出现流泪、流涕、咽干、咽痛等眼、鼻、咽喉刺激症状，甚至由于痉挛性阵咳而引起呕吐，体格检查可见眼球结膜及鼻咽部充血。脱离接触后症状可以逐渐缓解。氮氧化物由于其水溶性较小，对上呼吸道和咽黏膜刺激的作用较弱，部分患者可能出现迟发型肺水肿，给临床诊治带来困难。潜伏期通常为数小时，最长可达 24~48 h，此时多数患者症状轻微，部分患者有头晕、无力、烦躁、失眠、食欲减退等症状。

一般在接触氮氧化物后数小时至 72 h，轻者出现咳嗽、咳痰、气短、胸骨后疼痛等症状；体格检查可见发热，肺部可听见散在的干啰音，X 射线胸片可见肺纹理增强、紊乱、模糊等急性支气管炎的表现。呼吸空气的条件下，动脉血气分析血氧分压可低于预计值 10~20 mmHg（1 mmHg = 1.33×10^2 Pa，下同）。重者出现剧烈咳嗽、咳痰、呼吸困难。体格检查见发热、发绀，肺部可听见干啰音或湿啰音。X 射线胸片显示肺纹理增强、紊乱、模糊，可见网状阴影、局部点片状阴影或相互融合成的斑片状阴影，边缘模糊。通常在吸入低浓度氧（低于 50%）的情况下，动脉血气分析的血氧分压才能够维持在 60 mmHg 以上。病情更严重的患者可突发严重呼吸困难，伴有胸痛、胸闷、咳嗽，咳大量白色或粉红色泡沫样痰。体格检查见发热、发绀，肺部可听见大量干啰音、湿啰音。X 射线胸片表现有两肺满布密度较低、边缘模糊的斑片状阴影，或呈大小不等的云絮状阴影。通常在吸入高浓度氧（高于 50%）的情况下，动脉血气分析的血氧分压依然在 60 mmHg 以下。部分氮氧化物能够使血红蛋白转为高铁血红蛋白，患者出现明显发绀。氮氧化物急性中毒后期，部分患者可发生迟发性阻塞性细支气管炎，应引起重视。主要表现为肺水肿基本恢复后 2 周左右，患者再次发生咳嗽、胸闷及进行性呼吸窘迫等症状，体格检查见明显发绀，两肺可听见干啰音和（或）细湿啰音。胸部 X 线检查表现为两肺满布粟粒状阴影。

3. 诊断

详细参考国家标准《职业性急性氮氧化物中毒诊断标准》（GBZ 15）。该标准规定了职业性急性氮氧化物中毒的诊断原则及诊断分级，适用于职业性接触氮氧化物所致急性中毒的诊断。

六、一氧化碳

在焊接电弧所产生的高温和强紫外线作用下，焊接电弧周围会产生一氧化碳（CO）。

（一）理化性质

一氧化碳为无色、无臭、无刺激性的气体。相对分子质量为28.01，密度为0.967 g/L，冰点为－207 ℃，沸点为－190 ℃。在水中的溶解度甚低，极难溶于水，但易溶于氨水。一氧化碳与空气混合的爆炸极限为12.5%~74%。

（二）健康损害

1. 毒理及发病机制

一氧化碳通过呼吸道被吸收，可迅速弥散穿透肺泡、毛细血管或胎盘壁侵入体内，被吸收的一氧化碳绝大部分以原形由肺排出。进入血中的一氧化碳80%~90%与血红蛋白结合形成碳氧血红蛋白（COHb），10%~15%与含铁的蛋白（如肌球蛋白等）结合，而被氧化为CO_2的不足1%。一氧化碳与血红蛋白的亲和力比氧与血红蛋白的亲和力大250~300倍，一氧化碳与血红蛋白形成碳氧血红蛋白后，其解离又比氧合血红蛋白（HbO_2）的解离慢3600倍，且碳氧血红蛋白的存在还影响氧合血红蛋白的解离，阻碍氧的释放和传递。此外，动物实验提示一氧化碳的毒性作用除了形成碳氧血红蛋白外，还有一氧化碳与氧竞争细胞色素化酶造成细胞内窒息，后者对一氧化碳的毒性作用更具重要意义。

中枢神经系统对代谢的需求最高，因而对缺氧最为敏感。一氧化碳中毒后，由于血液携氧和脑组织利用氧的障碍，细胞膜钠泵及钙泵的能量供应衰竭，细胞内钠离子聚积、钙离子超载，加之兴奋性氨基酸释放，有毒的氧自由基生成，破坏血—脑屏障，导致细胞毒性脑水肿和血管源性脑水肿，最后引起颅内压增高、脑血液循环障碍和脑功能衰竭等急性一氧化碳中毒性脑病的严重后果。

由于脑缺氧和脑水肿继发的脑血液循环障碍，导致微血栓形成、缺血性脑软化或广泛的脱髓鞘病变。急性一氧化碳中毒患者经急救治疗意识障碍恢复后，经过2~60天的“假愈期”，又出现“急性一氧化碳中毒神经后发症”或“急性一氧化碳中毒迟发脑病”。

关于长时间接触低浓度的一氧化碳是否会造成慢性中毒，目前有两种看法：一种认为在血液中形成的碳氧血红蛋白可以逐渐解离，只要脱离接触，一氧化碳的毒性作用即可逐渐消除，因而不存在一氧化碳的慢性中毒。另一种认为接触低浓度的一氧化碳可引起慢性中毒，有动物实验和流行病学调查都证明，长期接触低浓度一氧化碳对健康是有影响的，主要表现在对心血管系统、神经系统、后代的影响，如使原有的动脉硬化症加重，从而影响心肌，使心电图出现异常，以及导致头痛、头晕、记忆力降低等神经衰弱症候群等。

2. 临床表现

（1）急性中毒

一氧化碳急性中毒以急性脑缺氧的症状与体征为主要表现。接触一氧化碳后如出现头痛、头晕、心悸、恶心等症状，在吸入新鲜空气后，症状即可迅速消失者，属一般接触反应。轻度中毒者出现剧烈的头痛、头晕、心悸、眼花、四肢无力、恶心、呕吐、烦躁、步态不稳、轻度至中度意识障碍（如意识模糊、朦胧状态），但无昏迷。体格检查时无阳性体征。离开中毒场所，吸入新鲜空气后症状逐渐消失。

较严重的中毒者除上述症状外，还有面色潮红、多汗、脉快，中毒者初期虽然意识清楚，但已无自救能力，意识障碍表现为浅至中度昏迷。及时移离中毒场所并接受抢救后可逐渐恢复，一般无明显并发症或后遗症。

重度中毒时，患者意识障碍严重，呈深度昏迷或植物人状态。患者常见瞳孔缩小，对光反射正常或迟钝，四肢肌张力增高，牙关紧闭，或有阵发性去大脑强直，腹壁反射及提睾反射一般消失，腱反射存在或迟钝，并可出现大小便失禁。脑水肿继续加重时，患者表现出持续的深度昏迷，连续去大脑强直发作，瞳孔对光反应及角膜反射迟钝，体温升高至39 ℃~40 ℃，脉快而弱，血压下降，面色苍白或发绀，四肢发凉，出现潮式呼吸。有的患者眼底检查见视网膜动脉不规则痉挛，静脉充盈，或见乳头水肿，提示颅内压增高并有脑疝形成的可能。但不少患者眼底检查呈阴性，甚至脑脊液检查压力正常，而病理解剖最后仍证实有严重的脑水肿。如一氧化碳浓度极高时，可使人迅速昏迷，甚至导致“电击样死亡”。

（2）其他损害

除中枢神经系统病变之外，急性一氧化碳中毒尚可合并多脏器功能障碍，如肺水肿、呼吸衰竭、一氧化碳中毒性心肌损害、上消化道出血、休克、周围神经病变（多为单神经损害）、皮肤水疱或红肿、挤压综合征（包括筋膜间隙综合征和横纹肌溶解综合征），极少部分患者可合并脑梗死或心肌梗死。

（3）迟发性脑病

部分急性一氧化碳中毒昏迷患者苏醒后，经过2～60天的“假愈期”，又出现一系列神经精神症状，称为迟发性脑病。患者出现智能减退、幻觉、妄想、兴奋躁动或去大脑皮质状态等精神及意识障碍表现；震颤、肌张力增高、主动运动减少等锥体外系障碍表现；偏瘫、小便失禁、病理征等锥体系损害表现；失语、失明、失写及继发性癫痫发作等大脑皮层局灶性功能障碍表现。

3. 诊断

详细参考国家标准《职业性急性一氧化碳中毒诊断标准》（GBZ 23）。该标准规定了职业性急性一氧化碳中毒的诊断原则及诊断分级，适用于职业性活动中因吸入较高浓度一氧化碳所致急性中毒的诊断。

七、氟及其无机化合物

在焊接电弧所产生的高温和强紫外线作用下，焊接电弧周围会产生氟化氢气体。

（一）理化性质

氟属于卤素，是一种一价的非金属元素，正常情况下，氟气是一种浅黄绿色的、有强烈助燃性的、刺激性毒气，是已知的最强的氧化剂之一，熔点为 -219.62 ℃，沸点为 -188.14 ℃，是非金属元素中最活泼的，能与大多数含氢的化合物起反应，可以同所有的非金属和金属元素起猛烈的反应，生成氟化合物并发生燃烧，有极强的腐蚀性和毒性。氟及氟化氢主要以气体形态经呼吸道进入体内，氢氟酸等则可经完整的皮肤被少量吸收。

（二）健康损害

1. 毒理及发病机制

氟中毒主要是由于吸入氟或其化合物的粉尘、蒸气而引起的，氟化合物可经呼吸道、消化道、皮肤三个途径进入人体，其吸收速度与水溶性有关。氟化合物进入体内以后，大部分经由尿液排出，小部分经由粪便和汗液排出。氟化合物在体内主要分布于骨骼，小部分积蓄于肾和脾。氟化合物是一种细胞原浆毒，神经细胞对其特别敏感。氟化合物对中枢神经系统及心肌有毒性作用，而且可抑制多种酶的活性，影响正常代谢。氟离子带有很强的负电荷，与其结合的氢离子不易分离。这种较少离子化的特征使其易于透过完整的皮肤和脂质屏障，进入皮下深部组织。氟离子与钙离子、镁离子等结合形成不溶性氟化盐，而分离后的氢离子则引起局部酸灼伤。氟离子可溶解细胞膜，造成表皮、真皮、皮下组织乃至肌层的液化性坏死。氟化合物与钙离子、镁离子的亲和力特别强，能与血液中和组织内的钙、镁离子结合生成难溶性的氟化钙和氟化镁，使血钙、血镁的浓度降低，同时血磷增加，引起钙磷代谢的紊乱及氟骨症。氟中毒主要累及骨骼和牙齿，如导致强直痉挛和氟斑牙，有时也会引发皮肤瘙痒和风疹。长期在氟化合物浓度超过卫生标准的环境中工作，将会引起慢性中毒，其主要表现是骨质硬化、椎骨间韧带钙化、体重下降及出现牙斑。

2. 临床表现

（1）急性中毒

氟化合物遇水生成氟化氢和氢氟酸，两者对黏膜和皮肤均具有强烈的刺激和腐蚀作用。接触和吸入含氟气体或氟化氢时可迅速出现眼及上呼吸道黏膜的刺激症状，如眼刺痛、流泪、流涕、打喷嚏、咽痒及刺痛、声音嘶哑、咳嗽、胸闷，同时可反射性地产生恶心、呕吐、腹痛等症状。吸入浓度高时，可导致化学性肺炎和中毒性肺水肿。骤然吸入极高浓度时，甚至可引起反射性窒息。

无机氟化合物和单氟烃类化合物对皮肤、呼吸道黏膜和胃肠道黏膜有不同程度的刺激作用，吸入可引起喉痉挛、支气管痉挛、肺炎、肺水肿和肺出血。氟进入血液可导致低钙血症、低镁血症，导致四肢麻木，甚至抽搐，氟与血红蛋白结合形成氟血红素，并能抑制细胞呼吸功能。另外，氟还可以干扰体内多种酶的活性，阻碍糖代谢和三羧酸循环，使能量代谢出现障碍。

（2）慢性中毒

长期接触低浓度氟，可产生与接触氟化合物相同的病变，主要表现为慢性鼻炎、咽炎、喉炎、气管炎、牙龈炎，以及自主神经功能紊乱和骨骼变化。早期轻症患者可无明显症状，中度、重度患者主要表现为腰、腿、脊椎关节和膝关节疼痛，疼痛为固定性的，一般不受天气变化影响。随着病情进展，疼痛加剧，各关节活动受限或强直，甚至下蹲、前俯、后仰、左右运动均感困难。患者可伴有乏力、头晕、头痛、易疲劳、精神不振、烦躁、耳鸣等症状及上腹部不适、饱胀、食欲减退等消化道症状。大多数工业性氟病表现为增生性骨质硬化症。

3. 诊断

详细参考国家标准《职业性氟及其无机化合物中毒的诊断》（GBZ 5）。该标准规定了职业性氟及其无机化合物中毒的诊断及处理原则，适用于职业性氟及其无机化合物中毒的诊断及处理，不适用于急性有机氟化合物中毒及地方性氟病的诊断及处理。

八、臭氧

在焊接电弧所产生的高温和强紫外线作用下，焊接电弧周围会产生臭氧。

（一）理化性质

臭氧（O_3）又称为超氧，是氧气（O_2）的同素异形体，在常温下，它是一种有特殊臭味的淡蓝色气体。相对分子质量为48，臭氧的密度是1.46 g/cm^3，沸点是－111 ℃，熔点是－192 ℃。短波光辐射能使空气中的氧气转变成臭氧。液态臭氧呈暗色，固态臭氧呈蓝黑色。它的分子结构呈三角形。在常温、常态、常压下，较低浓度的臭氧是无色气体。当浓度达到15%时，呈现出淡蓝色。臭氧不溶于液态氧、四氯化碳等，可溶于水，且在水中的溶解度较氧气的大。在常温、常压下，稳定性较差，可自行分解为氧气。吸入少量臭氧对人体有益，吸入过量对人体健康有一定危害。臭氧很不稳定，在常温下可慢慢分解，在200 ℃时迅速分解，它比氧气的氧化性更强。

（二）健康损害

1. 毒理及发病机制

（1）对呼吸系统的影响

臭氧有强氧化作用，对眼结膜及呼吸道黏膜有直接刺激作用，较低浓度就可引起终末细支气管和近端肺泡上皮层的损伤，较高浓度的臭氧则可引起水肿、出血和死亡。损伤的表现是以细支气管上皮纤毛丧失、巨细胞在近端肺泡区集聚和肺泡上皮坏死脱落为特征。

臭氧引起肺的病理学改变的主要机制目前尚未完全明确，多数人认为臭氧化学性质活泼，可直接与多种不饱和脂肪酸反应，使后者形成自由基，自由基形成后，即可引起脂质过氧化。自由基和脂质过氧化的某些降解产物对生物大分子产生一系列影响，损害细胞膜的结构和功能。

（2）对神经系统的影响

低浓度臭氧可引起头痛、头晕、发声障碍、语言障碍、视力下降、眼外肌平衡障碍，辐辏、辐散和暗视障碍等。对神经系统的损害机制除臭氧使细胞膜结构损伤和抑制巯基酶活性外，可能还与臭氧使含硫氨基酸中的硫氧化形成二硫键有关。

（3）对免疫系统的影响

臭氧在较低的浓度下，即可损伤机体的免疫功能。臭氧可引起肺巨噬细胞清除和消化细菌的功能降低，并抑制肺巨噬细胞产生干扰素。臭氧可影响较为成熟的T淋巴细胞亚群，可能与恶性肿瘤发病、肿瘤的恶化、潜在性感染（如结核病）进入活动期及呼吸道易感染有关。臭氧对B淋巴细胞及抗体也有影响，臭氧也可使血清中的免疫球蛋白A水平显著降低。另外，实验观察到臭氧可使动物胸腺发生形态结构改变，导致重要的免疫器官——胸腺萎缩。

（4）对代谢的影响

短期大剂量接触臭氧，可见肺内多种酶的活性下降，以巯基酶最为明显；长期低剂量接触臭氧，可见肺内多种酶活性升高，代谢增强，还原性物质增多，这可能是机体对臭氧适应性反应的生化基础。长时间接触低浓度臭氧，可使血清白蛋白含量下降，球蛋白含量升高，并且可以改变肝的混合功能氧化酶对一些药物代谢的作用，导致戊巴比妥诱导的睡眠时间延长，血液中甲状腺激素含量显著下降等。

（5）其他影响

臭氧是一种强氧化剂，在水溶液中可分解形成过氧化氢、超氧化物和羟基，它们与臭氧一样能与 DNA、RNA 等生物大分子发生反应，并使其结构受损。动物实验提示臭氧可能有致突变、致畸和致癌性，但对人的观察尚未完全证实。

接触不同浓度的臭氧对人体的健康影响见表 3-1。

表 3-1　不同浓度的臭氧对人体的健康影响

序号	臭氧浓度/ppb	机体不良反应
1	10 ~ 20	无不良反应
2	50	鼻黏膜和咽喉黏膜有刺激症状
3	70	口舌有干燥感、咽痛、咳嗽
4	100 ~ 200	眼睛、鼻腔、口腔有刺激症状，头痛
5	250 ~ 300	胸闷、头晕、呼吸困难、肺功能降低，患者如已患有呼吸系统疾病则出现症状加重
6	500 ~ 600	视力下降、手足麻木、呼吸困难、心跳加速、肺功能下降，可伴有全身症状
7	1000 ~ 2000	肺气肿
8	5000 ~ 10 000	肺气肿、意识障碍，甚至可导致死亡

2. 临床表现

臭氧属于有害气体，浓度为 6.25×10^{-6} mol/L（0.3 mg/L）时，对眼、鼻、喉有刺激的感觉；浓度为 $6.25\times10^{-5}\sim6.25\times10^{-4}$ mol/L（3 ~ 30 mg/L）时，引发头疼及呼吸器官局部麻痹等症状；臭氧浓度为 3.125×10^{-4} ~

1.25×10^{-3} mol/L（15～60 mg/L）时，可出现口舌干燥、胸部紧束感、胸闷、咳嗽、咳黏痰等症状，胸痛可持续2天，也可出现嗜睡或失眠、头痛、注意力不集中、分析能力减退、味觉异常、食欲减退、疲劳无力等症状，并有肺功能改变。短时间吸入高浓度臭氧，可立即产生黏膜刺激症状，经过几小时潜伏期后，可逐渐出现肺水肿的表现，病情发展类似氮氧化物中毒。

长时间在高浓度臭氧环境中逗留，则会对身体产生不利影响。

（1）因为臭氧有很强烈的刺激性味道，它会强烈刺激人的呼吸系统，造成咽喉肿胀疼痛、胸闷、咳嗽，引发支气管炎和肺气肿；国外有报道，焊工在臭氧浓度为0.6～1.6 mg/m^3 时，出现胸闷、胸部紧束感和咽喉刺激症状，而当浓度降为0.5 mg/m^3 之后，症状很快消失。长期吸入低浓度的臭氧可引起支气管炎、细支气管炎、肺气肿和肺硬化。

（2）长时间在高浓度臭氧环境条件下工作，人会出现神经性中毒、浑身乏力、头晕、头痛、脑部积水、视力下降、记忆力衰退等症状。

（3）长期接触 1.785×10^{-7} mol/L 以下浓度的臭氧，会引起永久性心脏障碍，但其毒性还和接触时间有关，例如，接触 8.893×10^{-7} mol/L 以下浓度的臭氧不超过2 h，不会对人体造成永久性损伤。

（4）在高浓度的臭氧环境条件下，人体皮肤中的维生素E代谢会被破坏，因为缺乏维生素E的补充，会出现皮肤起皱、黑斑，并且多种维生素会出现缺乏，致使身体代谢紊乱，从而损害身体健康。

3. 诊断

根据有密切接触臭氧的职业史、现场劳动卫生学调查结果及患者典型的以黏膜刺激症状为主的临床表现进行综合分析，可以确诊。注意与急性光气、氮氧化物中毒区别。

第三节　物理因素

一、紫外线

电焊工、电焊辅助工，以及同车间其他人员的眼部可能受到大量直接或间接反射的紫外线照射。电光性眼炎是电焊作业人员中发病率较高的法定职业病。

（一）理化性质

紫外线又称紫外辐射，是指波长为100~400 nm的电磁辐射。

太阳辐射是紫外线的最大天然来源。根据生物学效应又可分成三个区带：①远紫外线区（短波紫外线，UV-C），波长为100~290 nm，具有杀菌和微弱致红斑作用，为灭菌波段。②中紫外线区（中波紫外线，UV-B），波长为290~320 nm，具有明显的致红斑和角膜、结膜炎症效应，为红斑区。③近紫外线区（长波紫外线，UV-A），波长为320~400 nm，可产生光毒性和光敏性效应，为黑线区。波长短于160 nm的紫外线可被空气完全吸收，而波长长于160 nm的紫外线则可透过真皮、眼角膜，甚至晶状体。

凡物体温度在1200 ℃以上时，辐射光谱中即可出现紫外线。随着温度升高，紫外线波长变短，强度增大。电焊、气焊、电炼钢，温度达3000 ℃，可产生短于290 nm的紫外线。乙炔气焊及电焊温度达3200 ℃时，紫外线波长可短于230 nm。紫外线对机体的影响主要是对皮肤和眼。

（二）健康损害

波长为250~320 nm的紫外线，可被角膜和结膜上皮大量吸收，引起急性角膜结膜炎，称为“电光性眼炎”，多见于电焊辅助工。

1. 毒理及发病机制

电光性眼炎多为急性发作，是强烈紫外线刺激角膜、结膜后，反射性引起眼肌持续痛性痉挛，结膜血管反应性扩张、充血所致。眼组织的损伤取决于吸收的总能量而不是吸收率，因此与辐射程度和持续时间密切相关。皮茨（Pitts）（1977 年）实验表明，兔发生电光性眼炎的最小阈限值是波长 270 nm 的紫外线为 50 J/m^2，波长 310 nm 的为 550 J/m^2。220 ~ 250 nm 的紫外线被角膜上皮吸收后立即发病，但症状消失亦快。250 ~ 310 nm 的紫外线亦被角膜间质吸收，发病较迟，症状消退亦慢。

2. 临床表现

电光性眼炎的潜伏期长短取决于吸收紫外线的总能量，以 3 ~ 8 h 多见。本病特征是起病急，多双眼同时发病，常在夜间发作。发作时眼部有强烈的异物感，眼剧痛，畏光流泪，眼睑痉挛，眼周皮肤潮红，结膜混合性充血或伴有球结膜水肿。角膜上皮点状脱落，脱落物荧光素染色呈阳性，瞳孔缩小，严重者角膜上皮大片剥脱，感觉减退。如无感染，一般经 6 ~ 8 h 自行缓解，24 ~ 48 h 后痊愈。

3. 诊断

有紫外线接触史，并具有下列表现者即可确诊。眼部异物感、灼热感加重，并出现剧痛，畏光、流泪，眼睑痉挛；角膜上皮脱落，荧光素染色呈阳性；上、下眼睑及相邻的颜面部皮肤潮红；结膜充血或伴有球结膜水肿。

二、高频电磁场

等离子弧焊作业涉及高压电弧，产生高频电磁场。

（一）理化性质

我国的民用交流电频率为 50 Hz，在其导线周围存在有交变的电场和磁场。当交流电的频率经高频振荡电路提高到 10 kHz 以上时，电场和磁场就能以波的形式向周围空间发射传播，称电磁波。频率从 100 kHz 到 300 MHz 的频段范围称高频电磁场。

如果采用高频感应加热进行钢管焊接等，使用频率在 300 kHz ~ 3 MHz。

（二）健康损害

高频电磁场对人体健康的影响主要表现为轻重不一的类神经症。通常，在强场源附近工作的人员，主诉有全身无力、易疲劳、头晕、头痛、胸闷、心悸、睡眠不佳、多梦、记忆力减退、多汗、脱发和肢体酸痛等。女性工作人员常有月经周期紊乱，以年轻者为主；少数男性工作人员性功能减退。体格检查除部分工作人员有自主神经系统功能紊乱的征象外，很难有明确、特殊的客观体征。个别接触较大场强的工作人员，心电图检查显示窦性心动过缓或窦性心律不齐。体格检查所发现的阳性体征多无特异性。

三、激光

激光束焊接作业过程中可能接触激光危害。

（一）理化性质

激光是由物质的粒子受激发射放大的光，由激光器在受控的受激发射过程中产生或放大而得到的，波长为200～1 000 000 nm。它是一种人造的、特殊类型的非电离辐射，具有高亮度、方向性和相干性好等优异特征。激光器由产生激光的工作物质、光学谐振腔及激励能源三部分组成。激光器根据其工作物质的物理状态，分为固体、液体及气体激光器；根据其发射的波谱，分为红外线激光器、可见光激光器、紫外线激光器；根据其脉冲，分为长脉冲、巨脉冲及超短脉冲激光器。激光具有能量高、单色性强、发散性小等优点，其技术被广泛用于切割、焊接、印刷、通信、测量、显像、科研、医疗、商业、娱乐等领域。

（二）健康损害

激光辐射主要对人的眼睛和皮肤造成损伤，其中以眼睛损伤最为严重。

1. 职业性激光接触对眼部的影响

眼是人体对激光最敏感的器官，最容易受到激光的伤害。激光所致眼损伤多由事故或意外接触较大剂量的激光造成。

（1）角膜损伤

眼部出现明显的异物感、灼热感，并出现剧痛、畏光流泪、眼睑痉挛等眼部刺激症状。眼部角膜实质层出现不同程度的点状或片状凝固性混浊，可伴有角膜变性坏死、溃疡凹陷，甚至穿孔。

（2）晶状体损伤（白内障）

晶状体周边部或前、后囊下皮质或（和）晶状体核出现灰白色或黄白色点状或线状、片状、条状、楔状、网状、环状、花状、盘状等形状的混浊，可伴有空泡。视力可能减退。

（3）视网膜损伤

患眼出现不同程度的视力下降，或出现眼前黑影、视物变形、暗点等症状。检查见视网膜黄斑区中心凹反射较暗或消失，视网膜后极部可见不同程度的出血、水肿及渗出，可出现裂孔及脱离等。

2. 职业性激光接触对皮肤的影响

由于皮肤不像眼有那么高的光学敏感性，所以激光辐照的急性危害较小且不容易发生。

3. 职业性激光接触对其他系统的影响

（1）心血管系统

激光暴露对心功能、血压、血脂、血细胞等心血管指标有影响，但结论不一。主要的发现有激光暴露可以导致收缩压（systolic blood pressure，SBP）、总胆固醇（total cholesterol，TC）水平升高，高密度脂蛋白胆固醇（high-density lipoprotein cholesterol，HDL-C）水平下降；左室射血前期指数（pre-ejection period index，PEPI）升高，等容舒张期（isovolumic relaxation phase，IRT）显著延长，左室射血前期（pre-ejection period，PEP）与左室射血时间（left ventricular ejection time，LVET）的比值明显增加，而二尖瓣曲线 EF 斜率（EFV）显著降低。

（2）神经系统

激光对于神经系统的影响也存在争议。长期从事激光作业的人员，大多都会出现不同程度的头晕、耳鸣、恶心、心悸、失眠多梦、食欲下降、腰酸腿胀、易疲劳、烦躁或抑郁、注意力不集中、记忆力减退等症状。症状的轻重及发生概率与激光暴露时间的长短、激光器功率的大小及周围环境等因素有关。体格检查可见，血管反应不稳定、多汗、腱反射和骨膜反射增强、血压波动不稳定等。

(3) 生殖系统

关于激光对于生殖和发育的影响研究较少，但有研究表明，激光作业对于女性月经和妊娠异常（新生儿缺陷率升高）的影响明显，主要表现在月经周期、月经期经量异常（月经过多）、白带异常和痛经。

（三）诊断

详细参考国家标准《职业性激光所致眼（角膜、晶状体、视网膜）损伤的诊断》（GBZ 288）。该标准规定了职业性激光所致眼（角膜、晶状体、视网膜）损伤的诊断和处理原则，适用于在职业活动中接触激光引起眼（角膜、晶状体、视网膜）损伤的诊断与处理。

四、噪声

焊接作业中噪声的产生主要源于电弧焊。电弧焊是通过电极与工件之间产生的高温电弧来熔化金属的，这个过程中电弧的瞬间放电和金属的熔化都会产生噪声。

（一）理化性质

生产性噪声是在生产过程中产生的声音。按噪声的时间分布分为连续声和间断声。声级波动小于 3 dB 的噪声为稳态噪声，声级波动大于或等于 3 dB 的噪声为非稳态噪声。声音持续时间小于或等于 0.5 s，间隔时间大于 1 s，声压有效值变化大于或等于 40 dB 的噪声为脉冲噪声。

噪声作业是指存在有损听力、有害健康或有其他危害的声音，且 8 h/d 或 40 h/w，噪声暴露等效声级大于或等于 80 dB 的作业。

（二）健康损害

噪声对人体多个系统，如神经、心血管、内分泌、消化等系统都可造成危害，但主要的和特异性的损伤在听觉器官。听觉器官损伤主要症状为进行性听力减退、耳鸣及头晕、头痛等症状。耳鸣常出现于噪声性耳聋之前，因其听力损失以高频为主，多呈双耳持续性高调声。职业性噪声聋是由于劳动者于工作场所中，长期接触噪声而发生的一种以耳蜗病变为主的渐进性的感音性听觉损害，主要症状为进行性听力减退、耳鸣及头晕、头痛等症状。其特点表现为初期高频段听力下降，耳蜗基底部组织细胞受损变性、坏死，随着噪声暴露时间的延长，病情加重，向语言频段发展，最终导致耳蜗大部分或全部受损，尤其是当耳蜗顶部受损时，就会出现明显的语言听力障碍。

（三）诊断

诊断方法详细参考国家标准《职业性噪声聋的诊断》（GBZ 49）。该标准规定了职业性噪声聋的诊断原则、诊断分级及处理原则，适用于长期职业性接触噪声所致听力下降的诊断及处理。

五、高温

焊接电弧与预热的工件对密闭空间或通风不良的施焊地点易造成高温环境。

（一）理化性质

高温作业是指在有高气温或有强烈的热辐射，伴或不伴有高气湿的异常气象条件下，湿球黑体温度指数（WBGT I）超过规定限值的作业。高温、强热辐射作业的气象特点是气温高、热辐射强度大，而相对湿度较低，形成干热环境。

（二）健康损害

职业性中暑是在高温作业环境下，由于热平衡和（或）水盐代谢紊乱而引起的以中枢神经系统和（或）心血管系统障碍为主要表现的急性疾病。

不同类型的中暑，其临床表现不同。

1. 轻症中暑

轻症中暑主要表现为在高温作业场所劳动一定时间后，出现头晕、头痛、口渴、多汗、全身疲乏、心悸、注意力不集中、动作不协调、面色潮红、大量出汗、脉搏快速等症状，体温升高至38.5 ℃以上。

2. 热射病

热射病（包括日射病）亦称中暑性高热，其特点是在高温环境中突然发病，体温升高至40 ℃以上，疾病早期有大量出汗，继之“无汗”，可伴有皮肤干热及不同程度的意识障碍等。

3. 热痉挛

热痉挛主要表现为明显的肌肉痉挛，伴有收缩痛。多发于活动较多的四肢肌肉及腹肌等，尤其多发于腓肠肌。常呈对称性发作，时而发作，时而缓解。患者意识清醒，体温一般正常。

4. 热衰竭

热衰竭起病迅速，主要临床表现为头晕、头痛、多汗、口渴、恶心、呕吐，继而皮肤湿冷、血压下降、心律失常、轻度脱水，体温稍高或正常。

（三）诊断

诊断方法详细参考国家标准《职业性中暑的诊断》（GBZ 41）。该标准规定了职业性中暑的诊断和处理原则，适用于职业性中暑的诊断和处理。

第四章　焊接作业职业病危害防护措施

第一节　焊接作业职业病防护的基本要求

一、改善施焊材料

在保证产品技术条件的前提下，合理地设计与改善施焊材料，是一项重要的职业病危害防护措施。例如，合理地设计焊接容器，减少和消灭容器内部的焊缝；尽可能采用单面焊双面成型的新工艺，这样可以减少或避免作业人员在容器内部施焊，从而减少对作业人员身体健康的影响。

（一）推广应用低尘低毒碱性轻型焊条

采用无毒或毒性小的焊接材料代替毒性大的焊接材料，也是预防职业病危害的比较合理的措施。例如，手工电弧焊产生的危害，多数与电焊条，尤其是与焊条药皮的成分有关。因此，焊条的改良，对消除和减少手工电弧焊的职业病危害有重要意义。目前含锰量高的高锰焊条已逐渐被淘汰；低氢型碱性焊条的危害较大，但使用较广泛，因此改良其药皮成分，使之既保持焊条原有的焊接性能，又能使其含氟量和发尘量等明显降低。我国已研制出一些新型号或新药皮配方的碱性低氢型焊条。这些焊条的药皮均具有低锰、低氟、低尘的特点。

（二）研制低尘的药芯焊丝

药芯焊丝是将焊药包在薄钢带内或填充在细钢管内，经轧、拔加工制成的焊丝。常用的药芯焊丝可分为两大类：一类是“气保护药芯焊丝”，焊接时需外加二氧化碳或氩气等保护气体；另一类是“自保护药芯焊丝”，焊接时不需外加保护气体或焊剂，就可获得质量符合要求的焊缝。

由于药芯焊丝便于进行半自动焊和自动焊，具有效率高及灵活性好等优点，近年来发展较快，我国已批量生产。

二、改进焊接工艺

（一）焊接工艺自动化

改进生产工艺，实现焊接工艺机械化、自动化，是改善工人劳动条件、消除焊接作业职业病危害的一项根本性技术措施。例如，采用自动电弧焊（即埋弧焊）代替手工电弧焊，就可以消除强烈的弧光、有毒气体和粉尘对作业人员的危害。

工业机械手是实现焊接过程全自动化的重要途径，在电弧焊中，应用各种形式的现代化专用机械手已经积累了一定的经验。这些较复杂的现代工业机械手，能够控制运动的轨迹，也就是可按工艺要求决定电极的位置和运动速度。工业机械手在焊接过程中的应用，将可以从根本上消除焊接有毒气体和粉尘对焊接作业人员的直接危害。

焊接工艺实现了自动化，也为焊接过程的密闭化创造了条件，并促进了通风排污系统的建立。这样就可以最大限度地将有害气体、粉尘等有害物质的浓度控制在很低的指标内，操作人员也可以实现远距离操作，有效地保证工人免受其害。例如，在无措施前，作业人员接触的臭氧浓度高达20 mg/m^3，而实现了焊接自动化与密闭化后，作业人员接触的臭氧浓度则只有0.1 mg/m^3，弧光也被最大限度地屏蔽了。对于大多数企业，应从现实条件出发，首先尽力推广使用埋弧自动焊、气体保护自动焊和电渣焊。

埋弧自动焊主要适用于水平位置的对接、角接及环焊缝。采用多丝埋弧焊等新技术不仅使生产效率大为提高，更为重要的一点是，埋弧自动焊发尘量小且作业环境比气体保护焊的优越。我国从很早的时候即开始推广埋弧自动焊，至今已积累了不少经验，并已发展了双丝、三丝及坡口内填充铁粉或焊丝等高效埋弧焊技术，各行业的大中型焊接车间几乎都拥有埋弧焊设备。但近年来一些工厂对埋弧焊的推广不够重视，使本来可用埋弧焊进行的工作用手工施焊，因此当前应尽量采用和推广埋弧自动焊。

气体保护焊可用于全位置自动焊，因此比埋弧自动焊具有更大的灵活性。近年来我国已将其应用于工地横焊和立焊。

电渣焊过去主要用于厚板焊接。近年来发展了各种轻便型电渣焊机，研制了管状焊条丝极电渣焊，从热输入量和合金元素匹配等方面研究了改进韧性的措施，已用于压力容器和船舶的立焊。

（二）焊接密闭化

焊接密闭化，就是将整个连续生产过程和所用的机械设备，置于密闭的装置内，而且相当严密和可靠。

在氩弧焊工艺上，臭氧的产生主要是电弧高温作用的结果。实行焊接密闭化，通常有两种方式，一种方式是在焊接设备上采取密闭措施，用屏蔽板做成密闭罩体，即对弧区实行密闭，就能最大限度地减少臭氧的产生，并将光辐射金属氧化物及粉尘的产生与分布有效地控制在一定的空间内，从而有效地防止有害物质扩散，使人与有害物质隔绝；另一种方式是通过结构化装置或通风排污系统将以上有害物质排到室外。

对于第一种方式，密闭罩体的首要条件是密闭性能好，可以自动起落或人工起落，工艺系统操作准确可靠。为便于观察焊接情况，密闭罩体的适当部位必须设有防护观察窗。对于第二种方式，通风排污系统一般设置在密闭罩体的上部或侧后部。通风排污系统要严格控制风速、风压，以保证电弧的稳定和电弧保护气体的稳定。通风排污系统中要有净化过滤装置。

目前，密闭化主要应用在自动焊与半自动焊上。氩弧焊密闭隐弧罩的应用效果很显著。弧光辐射得到了很好的控制，有害物质被及时排出。无隐弧罩时，臭氧浓度为29.23 mg/m^3；安装隐弧罩后，臭氧浓度只有0.3 mg/m^3，防护效果明显。

（三）推广单面焊双面成型工艺

对于薄板及中厚板的封闭结构，采用单面焊双面成型工艺，可以避免焊接作业人员进入狭窄的空间内施焊，因此可极大地改善作业环境，同时提高生产效率。

1. 黄砂衬垫手工焊单面焊双面成型

该工艺是将建筑用的天然黄砂，洗出砂中的泥土等杂质，晒干后过筛，控制颗粒度为18~25目，经200 ℃烘干2 h后使用。在焊缝后面安装用薄铁皮制成的托槽，焊缝间隙保持4~8 mm，从间隙处向托槽注入黄砂，黄砂充满整个托槽后，再用三角刮规沿接缝刮出多余的黄砂，使间隙处的黄砂凹下2 mm。然后进行手工电弧焊，就可达到单面焊双面成型的目的。

2. 采用粘接衬垫的单面焊双面成型

粘接软衬垫分为两种类型，一种为陶质粘接软衬垫，适用于低碳钢和低合金钢的埋弧自动焊与手工焊。另一种为玻璃纤维粘接软衬垫，适用于铝与铝合金的氩弧焊。采用厚0.1~0.2 mm的铝箔作支撑，在铝箔上涂上聚丙烯酸压敏胶。配套软衬垫使用前，在涂有压敏胶的铝箔上覆盖一层专用的隔离纸，可使压敏胶在半年内保持足够的粘接能力。使用时揭去隔离纸，即可将软衬垫粘贴在工件上。

以上两种单面焊双面成型工艺均可用于封闭与半封闭结构的现场施焊中，以改善劳动卫生条件。此外，对于平面构件，如造船厂的板材拼接，广泛使用固定式的单面焊接装置，如采用专用的焊剂衬垫或联合采用焊剂衬垫的单面埋弧自动焊双面成型工艺。

3. 推广重力焊与躺焊工艺

（1）重力焊

重力焊又称滑轨式焊接工艺，适用于平角焊缝焊接。如图4-1所示，将焊条插入焊钳，放置在滑轨上，焊条的顶端对准所要焊的焊道，然后用碳棒在焊条顶端点燃引弧或接通电源开关，焊钳随着焊条的熔化而缩短，在重力的作用下沿着滑轨下滑，当焊条接近焊完时，滑轨下端有一弯头使焊钳反转，自动断弧，从而完成焊接过程。通过对轨道的倾斜度和焊钳的角度调节，可以得到不同的焊角高度，以适应不同厚度钢板的焊接。

重力焊一般采用专用的铁粉型高效率焊条，焊条直径为5~10 mm，长度为700~1200 mm。一名焊接作业人员可同时操作2~10台重力焊装置，施焊效率高，作业环境好。

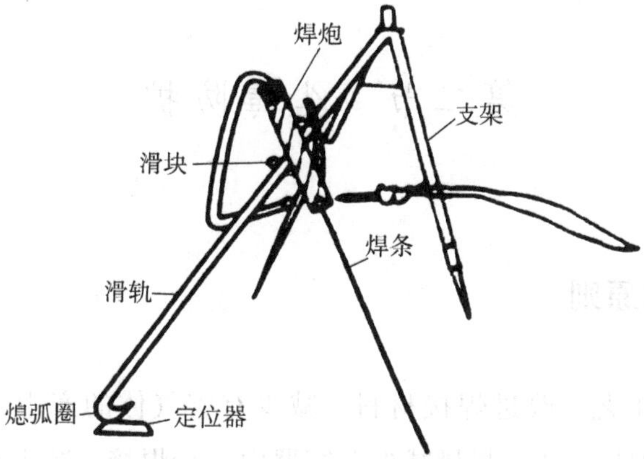

图 4-1 重力焊装置示意图

（2）躺焊

躺焊是将具有一定形状的单根焊条或多根焊条组成束状，一根连接一根地事先躺置在需要焊接的地方，引燃电弧后，焊条就会自动地焊好给定长度的焊缝，如图 4-2 所示。躺焊可用于焊接平对接焊缝、平面焊缝与船形角焊缝。由于在焊条引弧后，焊工可以远离焊接区，免受焊接烟尘的危害，改善了作业环境，因此特别适用于通风不良的封闭及半封闭环境的焊接。躺焊需采用专用焊条，才能保证焊缝质量。

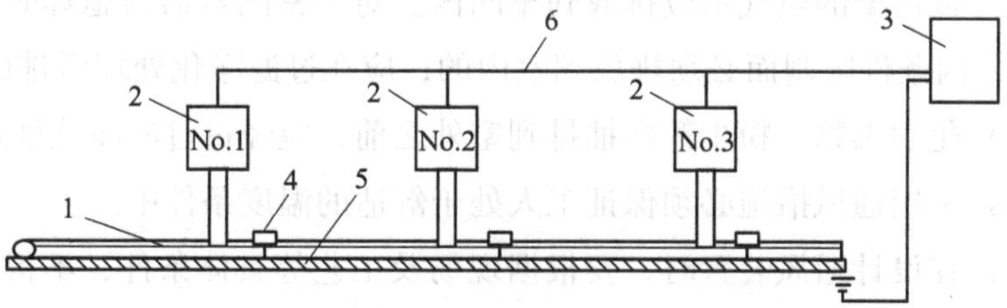

图 4-2 躺焊装置示意图

1—躺焊条；2—自动供电装置；3—焊机；4—压紧装置；5—钢板；6—焊接电缆

4. 扩大压焊使用范围

各种压焊方法，如电阻焊、摩擦焊和扩散焊等对环境的污染最小，而且焊接质量好，易于实现自动化作业。因此如工件形状和接头形式适合采用压焊工艺时，应优先选用压焊方法进行焊接。

第二节 尘毒防护

一、基本原则

通过改革工艺、改进焊接材料，减少有害气体的产生，如采用机械化、自动化的焊接方法，尽量减少在容器内进行焊接，减少高锰和低氢型焊条的使用量等方法，减少有害气体的产生。

二、加强通风措施

（一）基本要求

（1）车间内施焊时，必须保证在焊接过程中，将厂房内部或工作区域的化学毒物、粉尘等及时排到室外，把工作环境中的有害物质浓度控制在允许范围内。

（2）被污染的空气不应排放到车间内。对于密闭容器内施焊时产生的气体等，因条件限制而必须排放到室内的，应在过滤净化处理后排放。

（3）化学毒物、粉尘等在抽排到室外之前，应经过过滤净化处理。

（4）采用通风措施必须保证工人处于舒适的温度条件中。

（5）在设计通风装置时，要根据现场及工艺等具体条件，不得影响工人操作和焊接质量，不产生噪声或其他不利因素。

（6）设计的通风装置要结构合理、经济高效，应便于拆卸与安装，满足定期清理与维护的需要。

（二）通风技术的分类

按空气的流动方向和动力源的不同，通风技术一般分为自然通风和机械通风两大类。自然通风的动力是借助于风压和温压的作用所形成的一种自然力，按空气的自然流动方向进行。自然通风可分为全面自然通风和局部自然通风两类。机械通风则依靠通风机产生的压力进行换气，分为全面机械通风和局部机械通风两类，以局部机械通风应用最为广泛。

1. 自然通风

可以改善工作场所空气环境条件的自然换气，称为自然通风。进行自然通风，不论是从室外进入室内的空气，还是从室内排到室外的空气，都不经过任何处理。自然通风是最基本的通风措施。自然通风是利用风压与温压的作用，其基本原理如图 4-3 所示。

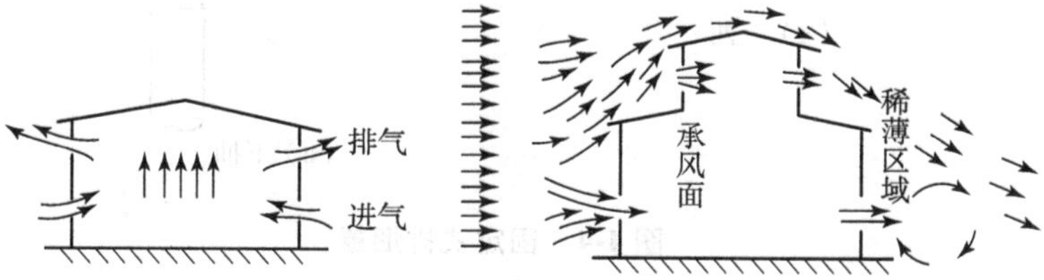

（a）温压作用下产生的空气流通　　（b）风压作用下引起的空气流通

图 4-3　自然通风的基本原理

2. 机械通风

（1）固定式排烟罩

在焊接工作区域，安装固定的通风排气管路，进行局部性的排污处理。固定式排烟罩适用于固定的焊接工作区域的焊接作业。固定式排烟罩有上抽、侧抽和下抽三种，如图 4-4 所示。固定式排烟罩主要由排气口、通风管路、净化过滤器和风机等组件构成。

固定式排烟罩除应满足通风措施的技术要求外，还须符合下列要求：整个装置的排气必须合理，不能使有毒气体、粉尘等经过操作人员的呼吸区域；排气口的风速建议为 1～2 m/s，风量可自行调节，排出管的出口高度必须高出厂房顶部 1～2 m。

固定式排烟罩的种类很多，下面对应用较多的类型以图解方式进行介绍。

1）将风机和压缩空气作为动力源的局部排气装置

如图 4-5 所示，这是一种简易的排气装置，有较好的防护效果。它的排气口可以转动，使用方便。

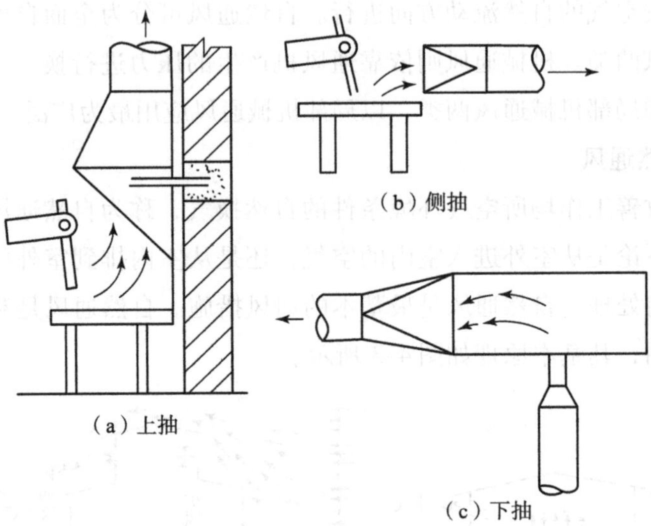

图 4-4　固定式排烟罩

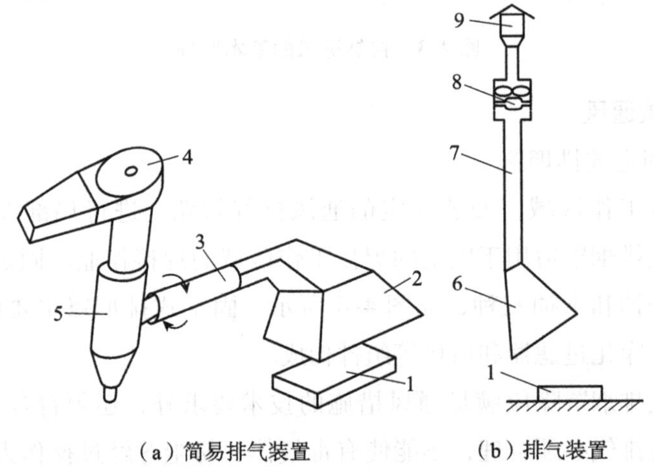

图 4-5　固定式局部排气装置

1—工作台；2—吸气口；3—吸气管；4—风机与排气管路；5—过滤器；
6—可调排气罩；7—排气风管；8—轴流式或离心式风机；9—排风帽

2）下抽式排气除污装置

如图 4-6 所示，这种类型排气系统的特点是，在工作台台面上开有长方形的窄条孔，工作台下部装设有通风排气装置。施焊时，在风机作用下，将有害物质通过长方形窄条孔收集到排气口，导入排气管，而后经过滤器再排到室外。

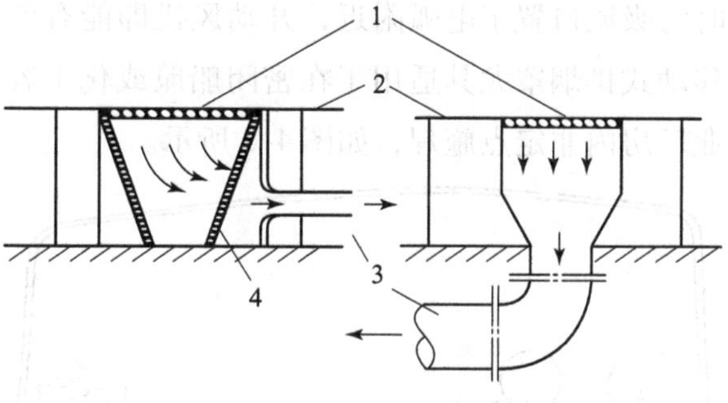

图 4-6 下抽式排气除污装置

1—排气器板；2—工作台；3—排气管；4—导风板

3）大型摇臂式多吸头排气装置

这种类型排气装置的特点是有数个吸头，适用于大而长的工件焊接时的排气，可以排除有害气体、粉尘等。工作时，其排气管的各支管路可根据焊件大小、高低做相应的调整，或根据工件长短调整排气口。各个吸头可做上下左右多方位移动，调位方便，吸头多呈马鞍形。图 4-7 所示为固定产品一体多环缝焊接时的多吸头排气装置，排出的有害物质需净化处理。

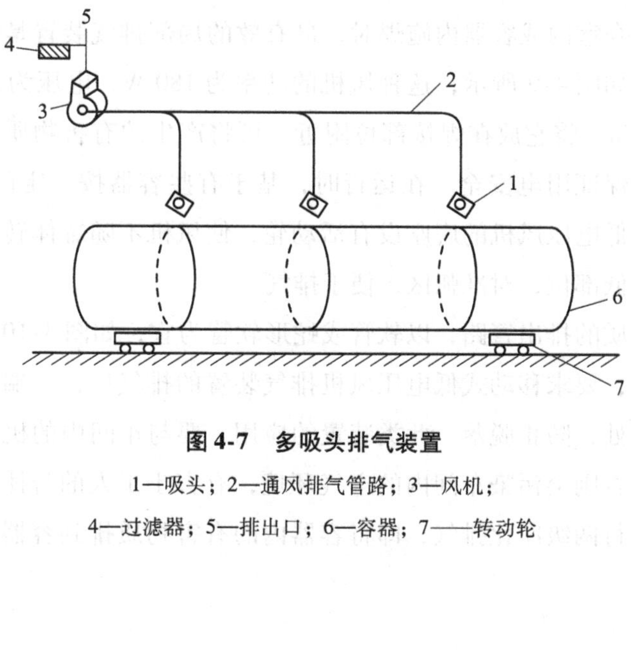

图 4-7 多吸头排气装置

1—吸头；2—通风排气管路；3—风机；

4—过滤器；5—排出口；6—容器；7——转动轮

（2）移动式排烟罩

这类通风装置结构简单、轻便，可以根据焊接地点和操作位置的需要而移动。焊接时将吸风口置于电弧附近，开动风机即能有效地把化学毒物和粉尘吸走。移动式排烟罩尤其适用于在密闭船舱或化工容器、管道内施焊，或在大作业厂房内非定点施焊，如图 4-8 所示。

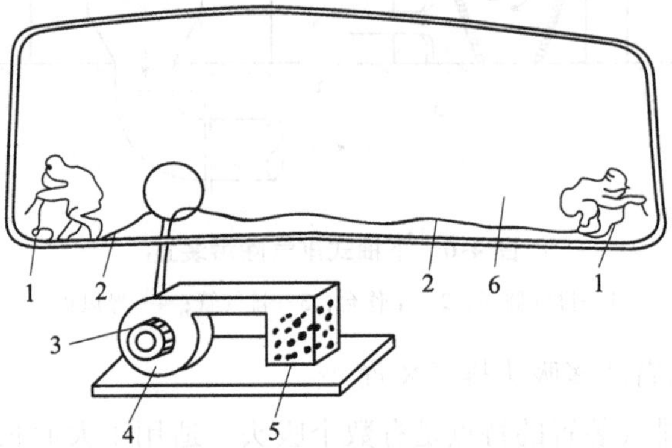

图 4-8　化工容器内施焊排烟罩

1—排烟罩；2—通风软管；3—电机；4—风机；5—过滤器；6—容器

移动式排烟罩的排烟系统由小型离心风机、通风软管、过滤器和排烟罩组成。目前应用较多，效果较好的有以下几种形式。

1）低电压风机排气装置

在密闭仓室内或容器内施焊时，最有效的局部排气装置是低电压风机排气装置。如图 4-9 所示，这种风机的功率为 180 W，电压为 36 V，转速为 2900 r/min。将它放在焊接部位附近，可将产生的有害物质、粉尘等及时排出，并保证用电安全。在运行时，基于有些容器按一定的速度旋转，所以也要求低电压风机的底座设有活动轮，使风机不随罐体转动，保证工作时处在最低部位，对准弧区，便于排气。

有害物质的排出管路，以软管或蛇形软管为宜，如图 4-10。在容器内进行焊接时，要求移动式低电压风机排气装置的排气口，一端固定在入孔的外边边缘处，防止脱落。此类装置的应用，要与车间内的机械排气系统结合起来，否则会污染车间内的空气环境，有害于工人的身体健康。一般来讲，可实行两级净化排气，即将容器内的有害物质排到容器外，作为第

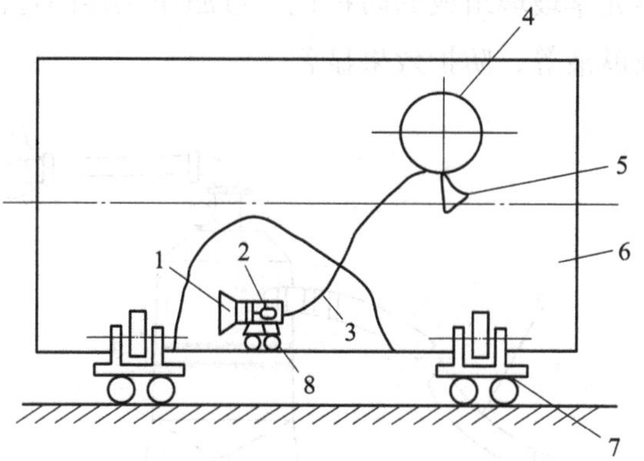

图 4-9　低电压风机排气装置示意图

1—吸气口；2—36 V 风机；3—排气软管；4—人孔；
5—排出口；6—容器；7—转动轴；8—活动座

一级；然后再通过局部排气系统，将排到容器外的污染气体再排到厂房外。

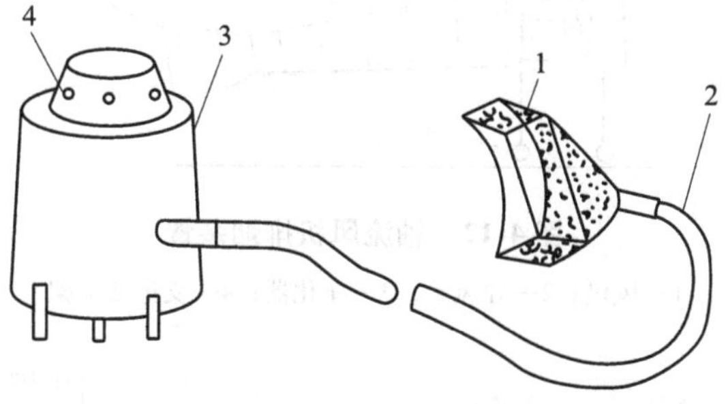

图 4-10　净化器定点，吸头可移式排烟装置

1—吸风头；2—导风软管；3—过滤器；4—风机

2）简易小型移动式排气装置

在大的作业厂房进行非定型焊接时，可采用小型移动式排气装置，将有害物质排出。这种装置可根据焊接地点的变动而随时移动，使用方便。一般要求此类装置必须有净化过滤器。试用体验表明：该装置具有设备轻便、移动灵活、排气效果好的优点。常用的简易小型移动排气装置，其吸气口有鱼尾状、扇形及圆形多种形状。如图 4-11、图 4-12、图 4-13 所示。

等离子弧焊可采用如图 4-14 所示的密闭罩和净化系统。观察窗装有由反射型或吸收型光学玻璃组成的防护镜。过滤净化器的过滤物质可选用活性炭、分子筛或碱液等，防护效果显著。

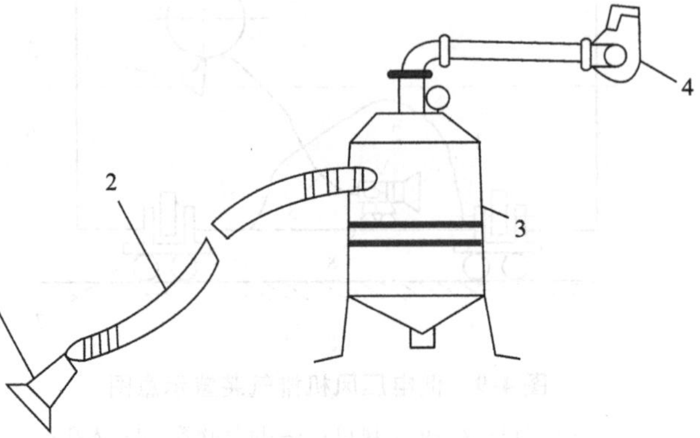

图 4-11　风机和吸头移动式排烟装置

1—吸气口；2—导风软管；3—净化器；4—出气孔

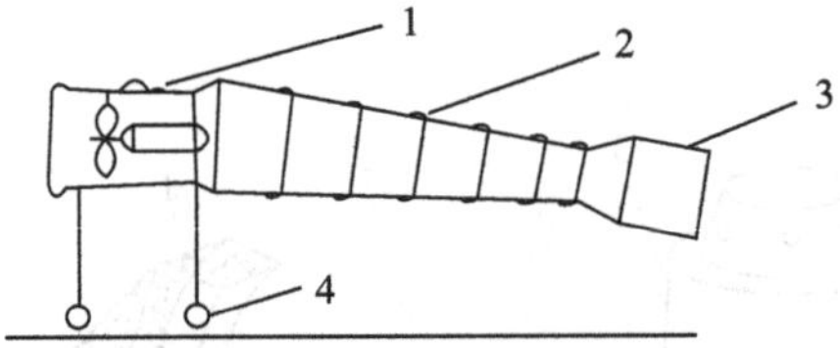

图 4-12　轴流风机排烟装置

1—风机；2—导风管；3—净化器；4—支撑活动架

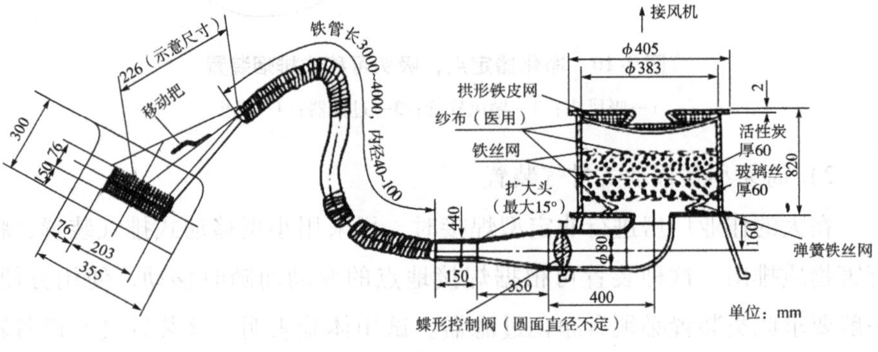

图 4-13　扇形吸气口的排气装置

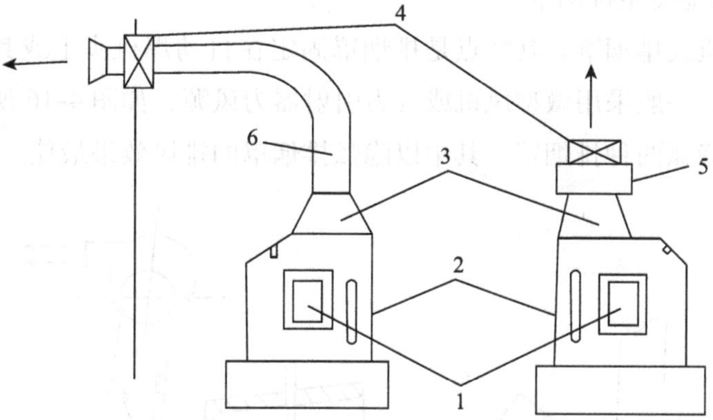

图 4-14 等离子弧焊密闭罩和净化系统

1—观察窗；2—罩机；3—导风管；4—风机；
5—过滤净化器；6—排烟调节板

为适应手工电弧焊的操作特点，可采用如图 4-15 所示的移动式排烟罩。它由遮蔽体、排气管、滤光片和滚轮等组成。实际使用效果显著，较好地解决了目前在生产上应用最普遍的手工电弧焊的粉尘、有害物质危害问题。

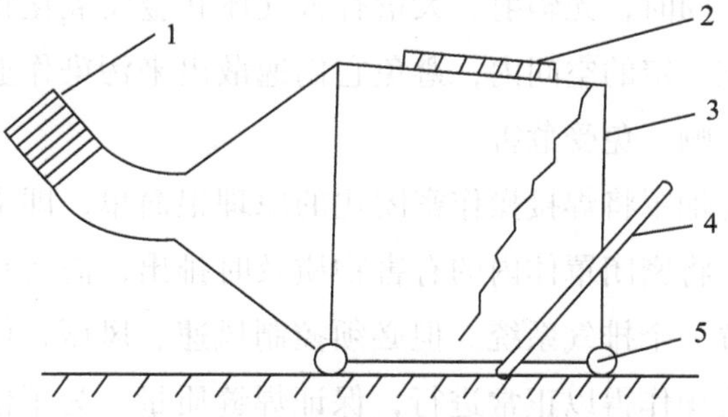

图 4-15 移动式排烟罩

1—排气管；2—滤光片；3—遮蔽体；4—焊条；5—滚轮

移动式排烟罩使用时必须有净化过滤设备，或必须与整体抽排系统结合起来。否则只是将有害物质“搬家”，仍会污染车间厂房内的空气环境，危害工人的健康。为了减少有害物质的影响，操作者应面对吸风口操作。当操作场所有一定风向时，操作者应位于上风侧操作。

3）其他类型排烟罩

①随机式排烟罩。其特点是排烟罩固定在自动焊机头上或其附近，故效果显著。一般采用微型风机或气力引射器为风源，如图 4-16 所示。它又分近弧和隐弧两种排烟罩，其中以隐弧排烟罩的排风效果最佳。

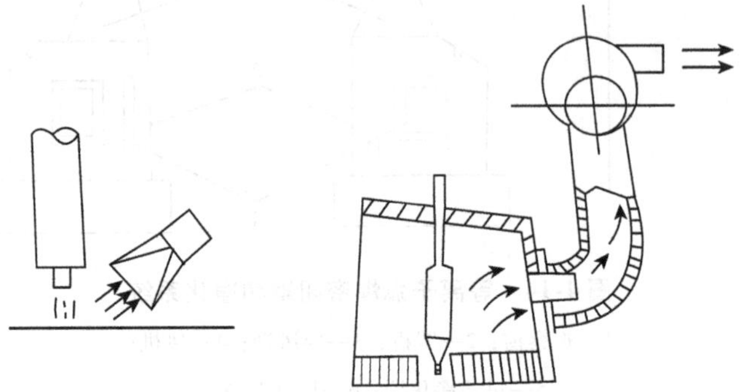

（a）近弧排烟罩　　（b）隐弧排烟罩

图 4-16　随机式排烟罩

从前面的介绍可知，在焊接过程中，臭氧的产生主要是弧光作用的结果，而隐弧排烟罩是对弧焊区进行密闭处理，以最大限度地减少臭氧等有毒气体的扩散。同时，光辐射、大量有害气体和金属氧化物及粉尘的产生与分布被控制在一定的空间内，避免它们逸散出来污染作业区域，从而使焊工脱离有害影响，免受危害。

采用隐弧排烟罩将焊接操作密闭化的原理很简单，即采用屏蔽板做成密闭罩体。为了将密闭罩体内的有害物质及时排出，需要在罩体的上方或侧后方部位设置一个排气系统。但必须控制风速、风压，保证保护性气体层不被破坏，使操作得以正常进行，保证焊缝质量。为了便于观察、控制和调节，密闭罩体的前方部位需设置一个装有防护镜的观察窗。

②强力小风机。它广泛应用于半自动焊接。图 4-17 所示为环缝半自动焊接时，采用强力小风机排烟的情形，所用风机为单相 36 V、180 W 的直流风机。

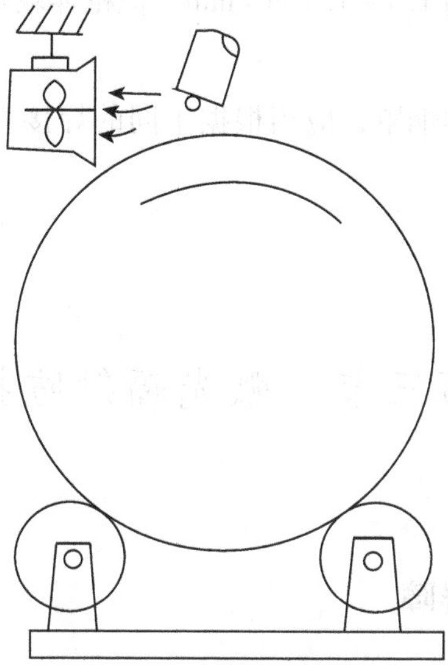

图 4-17　环缝半自动焊接采用强力小风机排烟

③气力引射器（又称风抽子）。其排烟原理是利用压缩空气从主管中高速喷射，造成副管内的负压，从而将有害物质吸出，如图 4-18 所示。它可以应用于化工容器、锅炉等的焊接。使用时只需将副管插入容器的孔洞（如入孔、手孔、顶盖孔等）即可，使用简便，效果较好。另外，它也可用作其他排烟罩的风源。

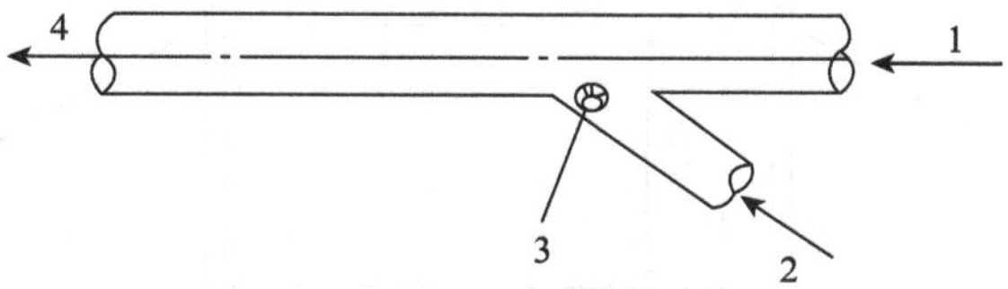

图 4-18　气力引射器

1—压缩空气进口；2—污染气体进口；3—负压区；4—排出口

④手持式排烟罩。这种排烟罩适用于手工电弧焊，它把面罩和排烟装置结合起来，效果显著，较好地解决了手工电弧焊消除尘毒危害的问题。排烟罩带有滤光镜片，可防止紫外线危害。

⑤排烟焊枪。其特点是将排烟罩直接附加在焊枪头部喷嘴上面（比喷嘴口约高 18 mm），并用软管抽出烟尘，再经过滤系统排放，排烟效果显

著。抽气泵风量可小到1.1～1.7 m^3/min，但枪体较重，适用于自动焊和半自动焊。

上述各种类型的排烟罩，应当根据不同的焊接方式、工作场所和焊件等选用。

第三节　弧光辐射防护

一、使用防护屏障

为防止其他工作人员受到紫外线照射，在固定的小型焊接场所，要设置防护屏障，防护屏障最好涂上灰色或黑色油漆。靠近施焊地点设置防护屏障时，要用石棉板、玻璃纤维布、薄铁板等不燃或难燃的材料。一般情况下，将由上述材料做成的屏面式挡护板固定在用角钢或钢管做成的支架上。屏高约1.8 m，屏的下端应距地面0.25～0.3 m，便于空气流通，结构如图4-19所示。

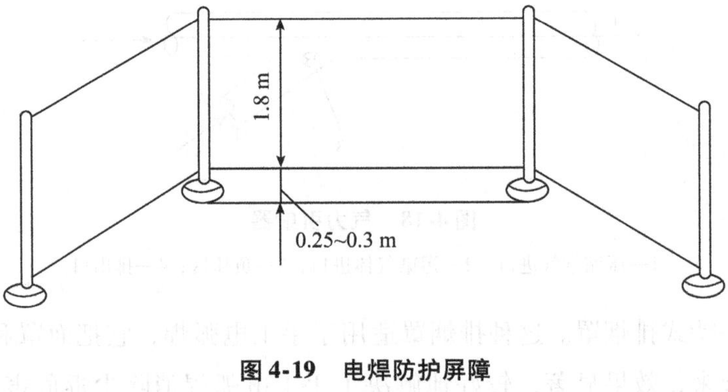

图4-19　电焊防护屏障

二、采用吸收材料做室内墙壁的饰面

一般情况下，由于焊接弧光在其辐射的过程中，遇到物体时会发生反射现象，在较小的空间内施焊时，焊接弧光辐射到墙壁后，若墙壁饰面采用光滑的高反射材料，则弧光会被大量地反射与折射，必将造成焊接作业地点弧光强度增大。因此，在空间较小的室内焊接时，特别要注意弧光的反射问题，采用合适的墙壁饰面材料，增加墙壁对弧光的吸收量，减少弧光反射。例如，可采用吸收材料做室内墙面饰面，以达到减少弧光反射的目的。

三、保证足够的防护间距

弧光辐射强度随距离的加大而衰减，当工艺许可时，可采用加大防护间距的办法进行焊接防护。这种办法多适用于自动化或半自动化焊接作业。此外，保证足够的防护间距应与其他防护措施结合起来，才能起到良好的防护作用。

四、改进工艺

对不合理工艺进行改进是非常必要的。改进工艺，首先要对手工焊进行改进，变手工焊为自动焊或半自动焊，变明弧焊为埋弧焊，尽可能使工人远离施焊地点操作。

对于弧光很强、危害严重的焊接工艺，如等离子喷焊等，还可以采用焊接弧区密闭化的措施，将施焊的弧光封闭在密闭区域内，可在很大程度上减少或避免弧光辐射的危害，同时可以防止焊接烟尘逸散，有效保障作业人员与其他人员的身体健康。

五、合理安排工艺流程

应尽量避免同时采用其他工艺，减少容器内的焊接和仰焊工作量，不要安排在油漆作业后的场地施焊。

第四节　高频电磁场防护

一、降低振荡频率

脉冲高频电的频率越高，通过空间和绝缘体的能力越强，对人体的影响越大。因此，降低频率能够使情况有所改善。降低振荡频率的线路如图4-20所示（加大振荡器 C_1 和 L_1 的参数，在高频输出回路中接一电感线圈 L_2）。缺点是使用小电流时焊弧稳定性较差。

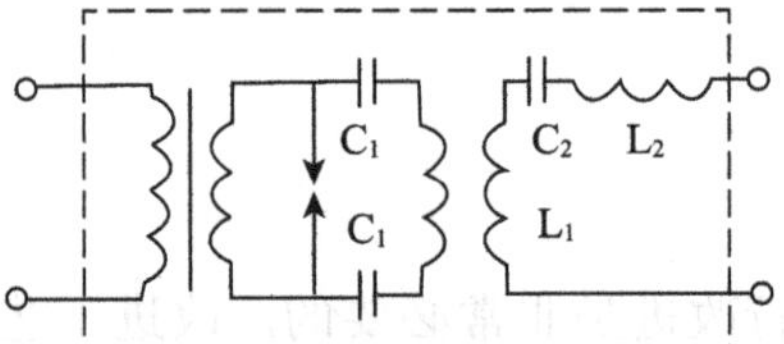

图 4-20　降低振荡频率线路

二、屏蔽把线及导线

因脉冲高频电通过空间和手把的电容耦合到人体上，加装接地屏蔽能使高频电场局限在屏蔽内，减少对人体的影响。方法是采用细铜制金属编织软线套在电缆胶管外面（焊把上装有开关线时，必须放在屏蔽线外面），一端接焊把，另一端接地，如图 4-21 所示。此外，焊把至焊机的电缆线外面也要套上细铜制金属编织的软线。

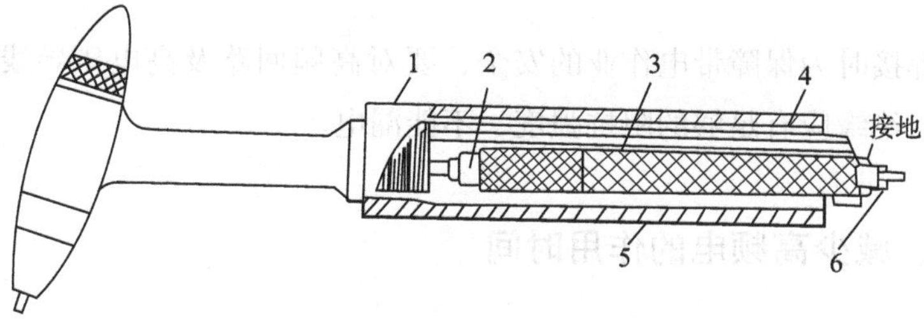

图 4-21　金属编织高频屏蔽焊把

1—把柄；2—电缆外胶管；3—金属编织线；4—水管；

5—铝箔屏蔽层；6—电缆线

三、采用分离把柄

将现有的普通焊枪用有机玻璃或电木等绝缘材料另接出一个分离把柄，如图 4-22 所示，也有屏蔽高频电的作用，但效果不如屏蔽把线及导线理想。

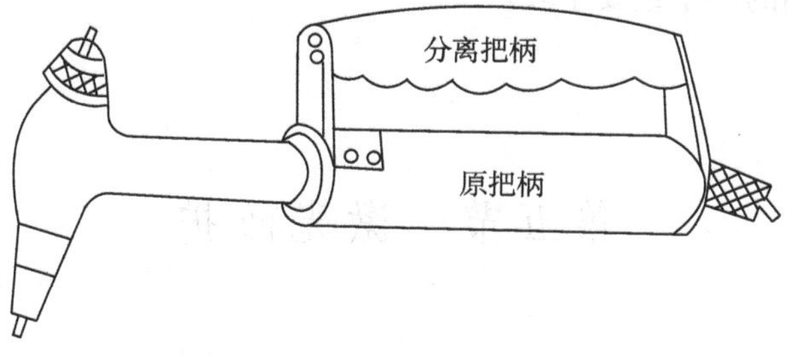

图 4-22　分离把柄焊枪

四、工件良好接地

施焊工件的地线做到良好接地，能大大降低高频电流，接地点距工件越近，效果越好。这是因为焊把对地的脉冲电位得到了降低。

五、高频回路及高压导线良好绝缘

在焊接时为保障带电作业的安全，要对高频回路及高电压导线加以良好绝缘。绝缘应有足够的阻抗强度，不能漏电。

六、减少高频电的作用时间

若用振荡器引弧，则可在引弧后，立即切断振荡器线路。方法是用延长时间继电器，于起弧几秒钟内，使振荡器停止工作，即安装引弧后能自动切断高频电的装置。

七、降低作业现场的温度、湿度

作业现场的环境温度和湿度与射频辐射对人体的不良影响具有直接的关系。温度越高，人体所表现的症状越突出；湿度越大，越不利于人体散热。所以，加强通风降温，控制作业场所的温度和湿度，是减少高频电磁场对人体影响的一个重要手段。

第五节　激光防护

一、设备封闭防护

1. 构建封闭工作腔

将激光焊接设备整体安置在封闭的工作腔体内，工作腔体一般选用不锈钢等金属材料制作。金属材料能够有效反射激光，降低激光泄漏到周围环境的可能性。

2. 设置安全观察窗

在工作腔体上设置观察窗，观察窗安装有特制的激光防护玻璃。这种玻璃既能保证操作人员清晰观察到腔体内部的焊接情况，又能可靠地阻挡激光的穿透，确保外部人员的安全。

二、工作区域管理

1. 区域划分与标识

清晰地划分出激光焊接工作区域，在区域边界设置醒目的警示标识，如“激光危险，严禁入内”等警示标语。警示标识要确保在各种光线条件下都能清晰可见，以便引起人员的重视。

2. 设置防护围栏

围绕工作区域设置防护围栏，围栏的高度和强度要足以防止无关人员意外闯入。围栏可采用金属或高强度塑料材质，并且设置合理的出入口，出入口应配备安全联锁装置，当门打开时，激光设备自动停止工作，以保障进入人员的安全。

第六节　噪声防护

可以近似认为，焊接噪声具有球面波形状，噪声强度与声源距离的平方成反比，所以作业环境的防护重点必须在声源附近。具体措施如下。

（1）焊接工艺产生的噪声强度与工作气体的种类、气体流量及电压、电流等参数有关，故应在保证工艺正常进行、保证焊接质量的前提下，选择低噪声的工作参数。

（2）在房屋结构、设备等部分采用消声或隔音材料均很有效。采用密闭罩施焊时，在屏蔽装置上衬以石棉等消声材料也有效果。

（3）研制适用于喷出口部位的小型消声器。考虑到这类噪声的高频性，采用消声器，对降低噪声有较好效果。

第七节　高温防护

一、合理设计与改进焊接工艺

合理设计焊接工艺，减少或消除容器内部的焊接；尽可能使用单面焊双面成型的新工艺；研制单面焊双面成型的新材料。以上均对减少或避免在容器内部的施焊有很好的作用，使操作人员免受或减少受到热污染的伤害。

将手工焊工艺改为自动焊或半自动工艺，不仅可以提高焊接速度和质量，并且由于焊剂层的作用，可以有效阻挡弧光辐射和热辐射。由手工焊改为自动焊与半自动焊，可以使弧区密闭化，将热污染、弧光、烟尘等局限在一个小范围内，使作业人员与热源相隔绝，从而减少热污染的危害。

二、以送风为主的通风降温措施

一般作业场所现场均设计有全面自然通风与局部机械通风装置，能起到良好的通风降温作用。但应注意，采用风扇等作为局部降温设备使用时，不要使风直吹电弧，以防止破坏电弧的稳定性。

当在锅炉等压力容器与舱室内焊接时，应向这些容器与舱室内不断输送新鲜空气，以实现降温的目的。送风装置需与通风排污装置结合设计，以达到统一排毒降温的目的。

三、预热焊件的遮盖

为避免高温的危害，可将炽热的金属焊件用石棉等隔热材料遮盖起来，仅露出施焊部分，可有效减少高温对人体造成的危害。特别是对于预热温度很高的铬钼钢焊接及某些大面积预热的堆焊等，该措施尤为有效。

四、气幕防护

当用大电流在固定焊位施焊时，或对工件进行预热时，为防止热辐射与热对流的发生，可在施焊部位与焊接弧区，或施焊地点的外围设置气幕，用气幕隔离热源。需要注意，通风气幕的设计较为复杂，因此除非有特殊需要，一般不宜多采用。

五、其他措施

在工作车间的墙壁上涂覆吸收材料，依靠吸收材料特性将热能吸收，以防止二次污染。

第五章　焊接作业个人防护用品

个人防护用品又称个人职业病防护用品，指劳动者在劳动中为防御物理、化学、生物等外界因素伤害而穿戴、配备以及涂抹、使用的各种物品的总称。

个人防护用品是焊接作业中保护劳动者职业健康的重要防护手段。焊接作业中，个人防护用品主要针对头部、眼面部、耳部、呼吸道、手部、身躯、足部等方面进行防护。加强个体防护，可防止焊接作业时产生的有毒有害气体和粉尘等危害。

第一节　焊接眼护具

焊接眼护具是保护佩戴者免受由焊接或其他相关作业所产生的有害光辐射及其他特殊危害的防护用具（包括焊接眼护具和滤光片），技术要求应符合《职业眼面部防护 焊接防护 第1部分：焊接防护具》（GB/T 3609.1）。根据焊接防护具的结构分为焊接工防护面罩、焊接工防护眼罩、焊接工防护眼镜三种。每种的防护区域、功能、设计特点和图例见表5-1。

表5-1　不同焊接眼护具的防护区域、功能、设计特点和图例

类型	防护区域和功能	设计特点	图例
焊接工防护眼镜	眼睛部位，具有抗冲击功能	可调部位灵活，易于更换、透气性好，可单镜片或双镜片	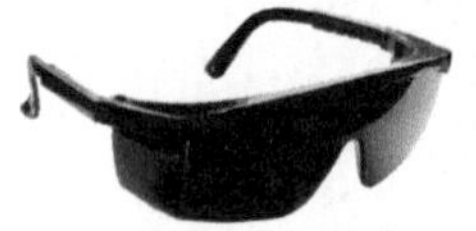

续表

类型	防护区域和功能	设计特点	图例
焊接工防护眼罩	眼睛及眼眶，具有抗冲击、防粉尘等功能	可调部位灵活，易于更换、透气性好，可单镜片或双镜片	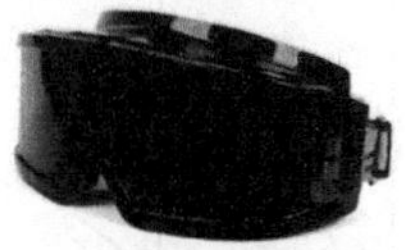
焊接工防护面罩	眼睛和面部，具有抗冲击、防飞溅、阻燃、抗热穿透、电绝缘等功能	部件牢固，金属部件不与面部接触，头戴式面罩掀起灵活，单镜片，可安装自动变光焊接滤光镜。可与安全帽匹配，有些还可与正压式呼吸器联合使用	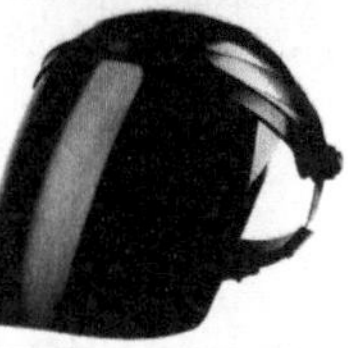

一、焊接工防护面罩

焊接工防护面罩是配有合适滤光片的面罩，一种能保护电焊工面部和眼睛免受弧光损伤的防护用品，同时能防止飞溅的金属烫伤电焊工，并减轻电焊烟尘和有毒有害气体等对呼吸器官的损害。

焊接工防护面罩材料应耐高低温、耐腐蚀、耐潮湿、阻燃，具有一定程度的的不透光性，面罩表面光洁，无起层、气泡及透光情况。

焊接工防护面罩的结构应部件配合牢固，无松动现象，金属部件不能与面部接触，头戴式面罩掀起部件应灵活可靠。

焊接工防护面罩分为手持式、头戴式和安全帽与面罩组合式等，且可安装自动变光焊接滤光镜。

1. 手持式防护面罩

手持式防护面罩如图 5-1 所示，由面罩、滤光片、观察窗和手柄等部件组成。

焊接时手持手柄进行操作。手持式防护面罩长度（l_1）不小于 310 mm；宽度（l_2）不小于 210 mm；深度（l_3）不小于 120 mm；观察窗的长（l_4）×宽（l_5）不小于 90 mm × 40 mm；除去镜片、安全帽等附件，其质量不大于 500 g。如图 5-1 所示。

焊接滤光片的单镜片规格：长方形镜片（包括单片眼罩）的长 × 宽不

小于 108 mm ×50 mm，厚度不大于 3. 8 mm。

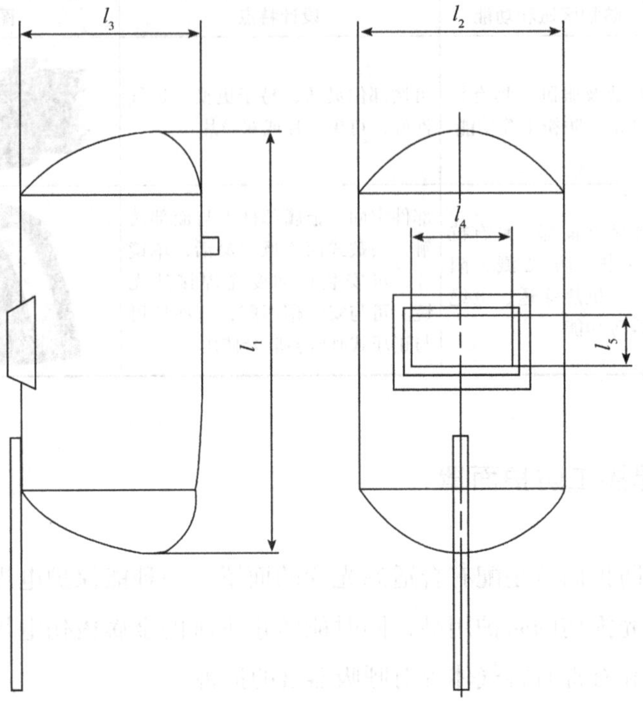

图 5-1　手持式防护面罩示意图

2. 头戴式防护面罩

头戴式防护面罩如图 5-2 所示，由面罩、滤光片、观察窗和头带等组成。

头戴式防护面罩长度不小于 310 mm；宽度不小于 210 mm；深度不小于 120 mm；观察窗的长 × 宽不小于 90 mm ×40 mm；除去镜片、安全帽等附件，其质量不大于 500 g。

焊接滤光片的规格，单镜片：长方形镜片（包括单片眼罩）的长 × 宽不小于 108 mm ×50 mm，厚度不大于 3. 8 mm。

头戴式防护面罩和手持式防护面罩基本相同，头带由头围和弓状带组成。头戴式防护面罩灵活方便，适用于各种焊接作业，特别是高空焊接，便于双手操作。

3. 安全帽与面罩组合式防护面罩

安全帽与面罩组合式防护面罩，是由安全帽与面罩共同组成的，如图 5-3。面罩材料与手持式防护面罩的相同。

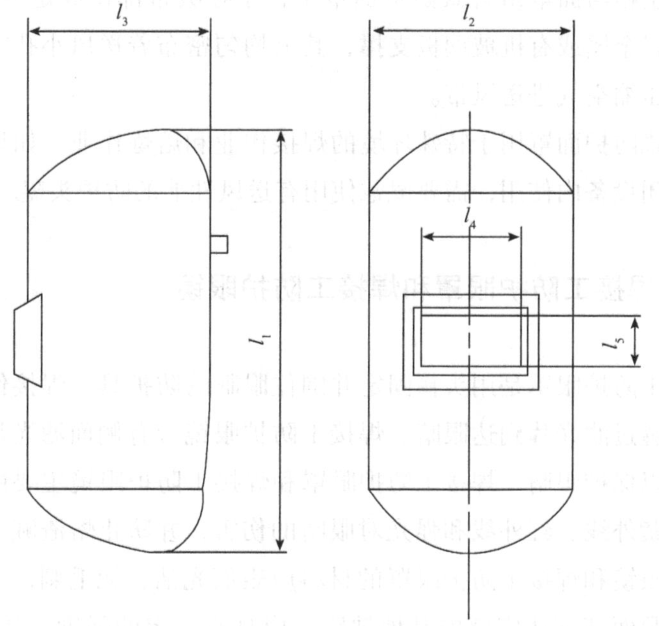

图 5-2　头戴式防护面罩示意图

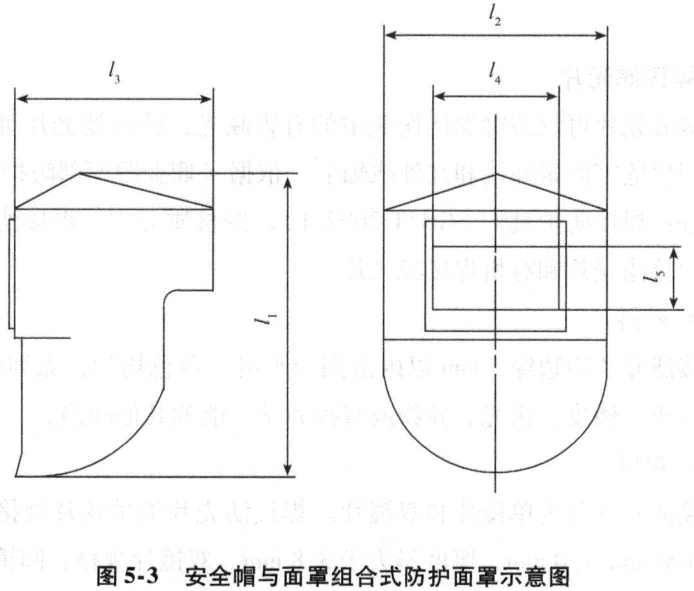

图 5-3　安全帽与面罩组合式防护面罩示意图

l_1—面罩长度；l_2—面罩宽度；l_3—面罩深度；

l_4—观察窗长度；l_5—观察窗宽度

在安全帽与面罩组合式防护面罩里，于呼吸带部位固定一个送风带，送风带有轻金属或有机玻璃板支撑，其上均匀密布着送风小孔，由输气管输送新鲜压缩空气进送风带。

送风式防护面罩用于特殊环境的焊接作业和熔炼作业。如果在通风条件差的密闭设备内使用，需要佩戴使用有送风性能的防护头盔。

二、焊接工防护眼罩和焊接工防护眼镜

焊接工防护眼罩是用头箍固定并围住眼眶的防护具，焊接作业产生的辐射只能透过滤光片到达眼睛。焊接工防护眼镜带有侧面滤光片，在焊接作业时可以保护眼睛。焊接工防护眼罩和焊接工防护眼镜主要用于防止电焊弧光中紫外线、红外线和强光对眼睛的伤害，并防止熔渣溅入眼内。焊接工防护眼镜和焊接工防护眼罩的材料应表面光洁，无毛刺，无锐角，无可能引起眼面部不适应感的其他缺陷；应具有一定的强度、弹性和刚性；不能用有害于皮肤或易燃的材料制作；眼罩头带的材料应质地柔软、经久耐用；可调部件应灵活可靠，结构零件应易于更换；还应具有良好的透气性。

1. 焊接滤光片

焊接滤光片可以防御焊接作业中的有害眩光，特殊滤光片可以减少会对人眼产生危害的紫外线和红外线辐射。依据《职业眼面部防护 焊接防护 第1部分：焊接防护具》（GB/T 3609.1），按材质分类，焊接滤光片可分为无机焊接滤光片和有机焊接滤光片。

（1）材料

焊接滤光片距边缘5 mm以内范围应平滑，着色均匀，无划痕、条纹、气泡、霉斑、橘皮、霍光、异物或有损光学性能的其他缺陷。

（2）规格

焊接滤光片分为单镜片和双镜片。焊接滤光片的单镜片规格：长×宽不小于108 mm×50 mm，厚度不大于3.8 mm。双镜片规格：圆镜片直径不小于50 mm。不规则镜片水平基准长度不小于45 mm，垂直高度不小于40 mm，厚度不大于3.2 mm。

（3）光学性能

焊接滤光片的颜色为混合色，其透射比最大值的波长应在 500 ~ 620 nm；左、右眼滤光片的色差应满足《眼面防护具通用技术规范》（GB 14866）的要求。焊接滤光片共 19 个遮光号，各遮光号的紫外线、可见光及红外线的透射比应符合表 5-2 要求。

表 5-2 焊接滤光片透过率性能要求

遮光号	紫外线透射比		可见光透射比		红外线透射比	
	313 nm	365 nm	380 ~ 780 nm		近红外 780 ~ 1300 nm	中近红外 1300 ~ 2000 nm
			最大	最小		
1.2	0.000 003	0.5	1.00	0.744	0.37	0.37
1.4	0.000 003	0.35	0.745	0.581	0.33	0.33
1.7	0.000 003	0.22	0.581	0.432	0.26	0.26
2	0.000 003	0.14	0.432	0.291	0.21	0.13
2.5	0.000 003	0.064	0.291	0.178	0.15	0.096
3	0.000 003	0.028	0.178	0.085	0.12	0.085
4	0.000 003	0.009 5	0.085	0.032	0.064	0.054
5	0.000 003	0.003 0	0.032	0.012	0.032	0.032
6	0.000 003	0.001 0	0.012	0.004 4	0.017	0.019
7	0.000 003	0.003 7	0.004 4	0.001 6	0.008 1	0.012
8	0.000 003	0.000 13	0.001 6	0.000 61	0.004 3	0.006 8
9	0.000 003	0.000 045	0.000 61	0.000 23	0.002 0	0.003 9
10	0.000 003	0.000 016	0.000 23	0.000 085	0.001 0	0.002 5
11	0.000 003	0.000 006	0.000 085	0.000 032	0.000 5	0.001 5
12	0.000 002	0.000 002	0.000 032	0.000 012	0.000 27	0.000 97
13	0.000 000 76	0.000 000 76	0.000 012	0.000 004 4	0.000 14	0.000 6
14	0.000 000 27	0.000 000 27	0.000 004 4	0.000 001 6	0.000 07	0.000 4
15	0.000 000 094	0.000 000 094	0.000 001 6	0.000 000 61	0.000 03	0.000 2
16	0.000 000 034	0.000 000 034	0.000 000 61	0.000 000 29	0.000 03	0.000 2

保护片通常放置在焊接滤光片前面，用于抵御热粒子、灼热液体或熔化金属的飞溅及擦伤。保护片可见光透射比应不小于 0.744，平光保护片屈光偏差为 $^{+0.12}_{-0.12}D$，如保护片可见光透射比小于 0.744 或有碍视觉时，应

及时更换保护片。

对于焊接滤光片和保护片的棱镜度应符合的要求包括：平面镜片棱镜度偏差不得超过0.125△；球面平光镜片的镜片中心与其他各点之间垂直和水平棱镜度偏差均不得超过0.125△；左右眼镜片的棱镜度互差不得超过0.18△。

（4）使用

焊接滤光片的使用应符合表5-3。

表5-3　焊接滤光片的使用选择

遮光号	电弧焊接与切割作业
1.2 1.4 1.7 2	防侧光与杂散光
3 4	辅助工
5 6	30A以下的电弧作业
7 8	30~75A的电弧作业
9 10 11	75~200A的电弧作业
12 13	200~400A的电弧作业
14 15 16	400A以上的电弧作业

2. 自动变光焊接滤光镜

自动变光焊接滤光镜应符合《职业眼面部防护 焊接防护 第2部分：自动变光焊接滤光镜》（GB/T 3609.2）的要求。当焊接瞬间产生电弧时，可以自动将遮光号从较低值（明态遮光号）转换成较高值（暗态遮光号），根据焊接起弧瞬间产生的弧光辐照度的强弱，自动调整遮光号等级。焊接眼护具滤光片用遮光号来表示暗度，遮光号由暗度低到高分为16个级别，分别对应于不同的紫外线、红外线和可见光透射比要求。

三、焊接眼护具的选择

焊接眼护具按照焊接电流的强度不同来选择不同型号的滤光镜片。同时，也要考虑焊工视力情况和焊接作业环境的亮度。

（1）焊接眼护具主要是根据焊接电流的强度来选择的，因为焊接电弧光的强弱与焊接电流的大小成正比。按可见光透过率的不同，将焊接眼护具分为不同的号数，颜色越深，号数越大。

（2）选择时应考虑工作习惯（眼睛与面罩、弧光的距离）的不同，以及年龄的差异，当焊接电流同样大时，青年人应选用号数大的护目镜，老年人则相反。

（3）根据焊接方法不同选用不同的眼护具。手工电弧焊电弧温度高达6000 ℃，因发热量大，且空气中产生强烈的放电弧光，弧光中含有一定强度的红外线、可见光和紫外线。等离子弧焊温度高达30 000 ℃，发热量更大。由此，等离子弧焊时的紫外线辐射强度比焊条电弧焊的高30～50倍，氩弧焊的紫外线强度也比焊条电弧焊的高9～30倍。因此，在电流大小相同的情况下，选用的眼护具号数比焊条电弧焊大。焊条电弧焊要根据作业时接触弧光强度选用相应遮光号的滤光片，且作业中保护片一般使用8 h。

总之，应综合上述各种因素来选用适宜的眼护具。焊工应根据电流大小的不同，随时更换不同号数的眼护具，可防止视力减退和患早期老花眼等慢性眼病。

四、眼护具的使用和维护

使用眼护具前应仔细阅读其使用说明书及相关的材料，了解防护功能和局限性，掌握正确使用、维护和保存的方法。

1. 使用

眼护具通常是重复使用的，使用时应专人专用，不建议交换使用或共用，防止传染眼病，也避免因眼面部防护装备尺寸不合适而产生意外。

眼护具存放时，应禁止重压，在保存时尽量远离坚硬物体，防止对镜片造成损坏。

2. 维护

眼护具使用后需要清洗和维护，不要用干布擦脏污的镜片，避免刮花镜片，降低透明度。通常镜片可用柔软的专业擦拭布进行清理，也可用清水冲洗再用纸巾吸干水分后用专用眼镜布擦干；当眼护具很脏或有油污时，可先用低浓度中性洗剂清洗，然后再用清水冲洗并擦干。

有金属镀层的防护面屏的清理要格外小心，避免不当操作破坏镀层。不使用眼护具时，应将眼护具带离工作现场，清理后在洁净的场所保存。

每次使用眼护具前后，应检查眼护具是否有破损或部件缺失，当镜片出现粗糙、损坏、裂纹，或镜片留下刮痕后影响视线，或镜片支架开裂、变形或破损时，应及时更换。

3. 眼面部防护注意事项

（1）功能错配

眼护具功能错配是常见的错误之一。如将普通防护具当焊接防护具使用，将眼镜当面罩使用等错误屡见不鲜。普通防护眼镜不能有效防护焊接弧光中的紫外线、红外线和强可见光，焊接过程中产生的大量紫外线和强可见光还是可能透过眼镜到达眼睛并对眼睛造成伤害。气体保护焊，如氩弧焊等是产生紫外线的主要作业方式，从事这类作业的人员，必须使用专业焊接面屏防护。

（2）结构错配

眼护具结构错配是常见的错误之一。眼镜、眼罩、面罩三者应根据具体的工作场所选配，即使这三大类结构选配正确，还应注意眼镜、眼罩、面罩具有不同的细节结构设计。在有化学雾滴、刺激性气体、粉尘等的场所，应选择封闭型眼罩，以实现更好的防护效果。

（3）规格错配

眼护具规格与佩戴者脸型不匹配是常见的错误之一。选择适合自己脸型的眼护具十分重要，这样既能保证佩戴的舒适性，又能起到良好的防护效果。例如眼镜与脸部的间隙过大或眼镜容易脱落，如果有事故发生时，就可能无法起到有效的防护作用，造成眼部损伤。因此，建议在选择防护眼镜时，应充分考虑规格的合适性，通常要求佩戴后间隙小，防护面积足够，稳固且不影响视野。

（4）遮光号误用

遮光号是眼护具滤光片的重要指标，由于对遮光号的不理解，滤光片错用时有发生。遮光号选择较小时，光线通过滤光片后仍然会对眼睛具有一定伤害，遮光号选择较大时，光线暗淡影响作业，有可能引发其他风险。

（5）镜片维护不当

在工作场所，佩戴者用工作服等随意擦拭防护眼镜镜片的行为时有发生，这种维护不当将降低镜片的使用寿命。眼护具的镜片一般是由聚碳酸酯材料制成的，当表面脏污时，如果用干布直接擦拭，很容易把镜片擦花，应用少量清洗剂或清水冲洗，用专用擦拭布擦干或风干。

（6）存放不当

眼护具的镜片容易被沙粒、坚硬物刮擦，降低可见光透射比，影响视线，降低使用寿命。在不佩戴时，应使用专用的眼镜盒或收纳装置收纳，以避免镜片与物体平面直接接触，面屏可挂起。

第二节　呼吸防护用品

焊工在焊接作业时，仅使用焊接眼护具是不够的，还应佩戴呼吸防护用品，以防止焊接烟尘和粉尘的伤害。由于呼吸防护用品各异，应充分了解各类产品的特性和选用要点，并正确使用，才可能有效发挥防护作用。

一、呼吸防护用品分类

按照防护原理，呼吸防护用品可分为过滤式呼吸器和隔绝式呼吸器两类，见表5-4。

表 5-4　呼吸防护用品分类

呼吸防护用品			
过滤式呼吸器		隔绝式呼吸器	
自吸过滤式呼吸器	送风过滤式呼吸器	供气式呼吸器	携气式呼吸器

1. 过滤式呼吸器

过滤式呼吸器是依靠过滤元件，将空气中的污染物过滤后，供人体呼吸的，呼吸的空气来自污染环境。这类产品依靠面罩和面部的紧密贴合提供防护，当使用者吸气时形成负压，引导环境空气通过过滤元件进入面罩内部，供使用者呼吸。过滤元件可滤除环境空气中的有害物质，让使用者吸入经过过滤的洁净空气。过滤式面罩没有供气功能，无法提高吸入空气中的氧浓度，故不能在缺氧环境中使用。过滤式呼吸器又分为自吸过滤式和送风过滤式呼吸器。自吸过滤式呼吸器是最常见的一种过滤式呼吸器，自吸过滤式防颗粒物呼吸器又称防尘口罩，它主要靠使用者的自主呼吸作用来克服过滤元件的阻力，当使用者吸气时，面罩内部为负压，属负压呼吸器。送风过滤式呼吸器是靠机械力或电力克服阻力，将过滤后的空气送到面罩内供使用者呼吸，送风量通常会大于呼吸量，吸气过程中，面罩内可维持正压。

2. 隔绝式呼吸器

过滤式呼吸器的使用条件受环境的限制，当环境中存在着过滤材料不能滤除的有毒有害物质，或氧气含量低于 19.5%，或有毒有害物质浓度高于相关限值要求时，均不能使用。在有害物质性质不明时，应使用隔绝式呼吸器。

隔绝式呼吸器可将使用者的呼吸器官与污染空气完全隔绝，从本身携带的气源或导气管引入作业环境以外的洁净空气供呼吸使用，适用于存在各类空气污染物及缺氧的环境，主要使用气瓶、压缩气管道、移动式空压机、送风机进行供气。隔绝式呼吸器又分为供气式和携气式两类。

常见的供气式呼吸器是长管呼吸器，其依靠一根长导气管，将污染环境以外的洁净空气输送给使用者。长管呼吸器分为自吸式、连续送风式和高压送风式三种。自吸式依靠使用者自主吸气导入外界空气，吸气时面罩内为负压，又称负压式长管呼吸器；连续送风式使用风机向使用者输送空气，依送气量大小可保持面罩内全程为正压或仅在吸气阶段出现轻微负压；高压送风式依靠高压气源输送空气，可全程保持面罩内的压力高于环境压力，属于正压式呼吸器。除使用气瓶作为气源的高压送风式长管呼吸器外，其他类型的长管呼吸器均可长时间续航，适合作业时间较长的场景。

供气式呼吸器使用前，应检查供气气源质量，气源不应缺氧，空气污染物浓度不应超过国家有关的职业卫生标准或有关的供气空气质量标准。供气管接头不允许与作业场所其他气体导管接头通用。应避免供气管与作业现场其他移动物体相互干扰，不允许碾压供气管。

携气式呼吸器又称自给式呼吸器，使用者所呼吸的空气储存于随身携带的高压气瓶中，其内的高压空气经降压后，输送到面罩内供呼吸使用。气瓶内一般充压至 20 MPa 以上，常规大小的气瓶可供人呼吸半小时左右，适用于紧急情况下的逃生和救援场景。

二、常用呼吸防护用品特点

根据电焊作业特点，焊接作业人员通常使用的呼吸防护用品为自吸过滤式呼吸器和动力送风过滤式呼吸器。其中，自吸过滤式呼吸器是最常用的产品，有单纯防颗粒物（俗称防尘）的产品，还有防某些气态污染物的防毒面具，有些防毒面具兼具防颗粒物功能。

1. 自吸过滤式呼吸器

自吸过滤式呼吸器主要的防阻对象是颗粒物，也称气溶胶，包括粉尘（焊接粉尘）、雾（液态的）、烟（焊接烟尘）和微生物，由于焊接烟尘颗粒比普通粉尘（如矿尘、水泥尘等）粒度小，焊接用的防尘口罩效率应经过 0.3 μm 气溶胶检测，应符合《呼吸防护　自吸过滤式防颗粒物呼吸器》（GB 2626）的要求。

自吸过滤式防颗粒物呼吸器过滤元件的分类和分级见表 5-5。

表 5-5 自吸过滤式防颗粒物呼吸器过滤元件的分类和分级

过滤元件材料分类	过滤效率 90.0%	过滤效率 95.0%	过滤效率 99.97%
KN 类	KN 90	KN 95	KN 100
KP 类	KP 90	KP 95	KP 100

防颗粒物滤料分 KN 和 KP 两类。KN 表示用于防非油性颗粒物，KP 表示用于防非油性和油性颗粒物。非油性的颗粒物很常见，包括各种粉尘，如煤尘、岩尘、水泥尘、木粉尘等，还包括酸雾、油漆雾、焊接烟尘等。典型的油性颗粒物如油烟、油雾、沥青烟、焦炉烟和柴油机尾气中的颗粒物。KN 类呼吸器不适合对油性颗粒物的防护，如用 KN 95 呼吸器来防油雾，过滤效率就会低于 95.0%，故存在油性颗粒物的场景中应使用 KP 95 呼吸器。

滤料过滤效率分 3 级。KN 90 和 KP 90 级别过滤元件的过滤效率要求不低于 90.0%，KN 95 和 KP 95 级别过滤元件的过滤效率要求不低于 95.0%，KN 100 和 KP 100 级别过滤元件的过滤效率要求不低于 99.97%。

按照 GB 2626 的要求，符合该标准的产品应在过滤元件上标示标准编号和过滤元件级别，如：GB 2626 的 KN 90，或 GB 2626 的 KP 100。

焊接作业时，通常有火花迸射，局部温度也比较高，口罩表面材料应具有阻燃性能。面罩类型包括随弃式面罩、可更换式半面罩和可更换式全面罩。

（1）随弃式面罩

随弃式面罩属于自吸过滤式防颗粒物呼吸器，俗称防尘口罩。随弃式的含义是产品没有可以更换的部件，当任何部件失效或坏损时，应整体废弃。随弃式面罩用过滤材料做成面罩本体，覆盖使用者的口、鼻及下巴，属于半面罩，杯罩形和折叠设计都很常见。随弃式面罩使用防颗粒物的过滤材料制成面罩本体，是一种密合型面罩，即要求佩戴时能与使用者脸部紧密贴合，尽量减少污染物从边缘进入，所以面罩必须是立体的结构，并依靠可以依照鼻梁塑形的金属鼻夹和有弹性的带子来固定在脸部，保持稳固和紧密贴合。

（2）可更换式半面罩

可更换式半面罩是半面罩的一种，也是密合型面罩。除面罩本体外，过滤元件、吸气阀、呼气阀、头带等部件都可以更换。可更换式半面罩本体一般为橡胶、硅胶或塑料等材质的弹性罩体，本身不透气。面罩上设有吸气孔，连接着过滤元件，常见的有单过滤元件和双过滤元件，面罩上还设有呼气阀。面罩靠头带固定，固定系统可调节，便于将面罩佩戴在面部合适的位置。吸气时空气经过滤元件过滤，从吸气阀进入面罩内的口鼻区；呼气只能经呼气阀直接排出面罩。

（3）可更换式全面罩

全面罩覆盖使用者口、鼻和眼睛，分大眼窗式设计和双眼窗式设计两类。大眼窗式全面罩本体一般为橡胶或硅胶材料，头带固定系统可调节，一般都会设置吸气阀和呼气阀，有些面罩内设有口鼻罩，上面另设吸气阀，口鼻罩能够减少呼气中二氧化碳在面罩内的滞留时间，也能减少呼气导致的面镜起雾。

全面罩通常有大、中、小号供选择，面镜或目镜都具有抗冲击功能，对眼睛可提供基本的冲击防护。由于全面罩的头带固定系统比半面罩的能承受更大的重量，所以允许使用较重的过滤元件，允许较长的使用时间。

2. 动力送风过滤式呼吸器

自吸式呼吸防护用品，需要依靠佩戴者吸气产生的负压，驱动外部空气经过滤元件进入面罩内。由于面罩与佩戴者面部之间存在着缝隙，并不是完全密切贴合的，而负压的存在会导致外部空气从这些缝隙进入面罩内。这也是过滤元件的过滤效率并不能完全代表呼吸器的防护能力的原因。此外，面罩会增加呼吸阻力，长时间佩戴的舒适性欠佳。动力送风过滤式呼吸器由风机驱动外部空气通过过滤元件，相应的阻力由风机克服，同时风机不间断供气，保持低气量时，面罩内的正压，可以提高佩戴的舒适性和安全性。

根据面罩与面部的贴合情况，可分为密合型面罩、开放型面罩和送气头罩。动力送风过滤式呼吸器由面罩（密合型面罩、开放型面罩或送气头罩）、呼吸导管、电动风机、过滤元件（防颗粒物，防气体，或兼具这两种功能）和电池等主要部件组成。技术要求应符合《呼吸防护　动力送风过滤式呼吸器》（GB 30864）的要求。

（1）密合型面罩应具有呼气阀，呼气阀片应可更换，便于维护；呼气阀应得到保护，使其不容易受机械性损伤和污染；呼气阀的保护装置如果与面罩采取连接方式固定，应能经受持续时间为10 s的50 N的轴向拉力，不应出现滑脱和断裂；在拉力撤除后，不应变形；呼气阀在各种朝向位置时，应功能正常；呼气阀在经受持续时间为60 s，流量为（300±15）L/min的不间断呼气气流，应满足泄漏率的相关要求；呼气阀气密性应符合《呼吸防护 自吸过滤式防毒面具》（GB 2890）中的要求。头带强度应满足GB 2890的要求。负压式动力送风过滤式呼吸器所使用的密合型面罩，应只与防护颗粒物过滤元件配合使用，不应使用防毒过滤元件和综合防护过滤元件。

（2）开放型面罩和送气头罩，如果面罩或头罩内不包括风机部件，则过滤元件与面罩或头罩应无法直接连接；面罩或头罩应根据需要提供固定装置，以便将面罩或头罩固定在身体上，其设计和构成应提供适当的紧固力，并应可调节，或具备一定的伸缩性，以适合一定范围的头型和（或）体型。

如果面罩或头罩声称具备安全帽功能，应满足《头部防护　安全帽》（GB 2811）中冲击吸收性能、耐穿刺性能和下颏带的强度的要求。如果用于易燃易爆环境，安全帽宜符合《头部防护　安全帽》（GB 2811）中防静电性能的要求。

（3）分子筛除臭氧口罩。焊接作业现场除了电焊烟尘，还会产生一些其他的有害气体，最常见的是臭氧。分子筛除臭氧口罩采用直径3～4 mm分子球型筛作为过滤材料，除臭氧效率可达99%～100%。

三、呼吸防护用品的选择

选择呼吸器要考虑防护用品的防护能力，还要依据危害环境的危害水平，按照《呼吸防护用品的选择、使用与维护》（GB/T 18664）标准规定的方法选择。使用者使用呼吸防护用品后，预期接触的有害物质浓度不应超过职业接触限值，并且选择的呼吸器规格应适合使用者使用。

过滤式呼吸器依靠过滤元件过滤空气中的污染物，如果选择不当，呼吸器就不能起作用。过滤式呼吸器适合对各类颗粒物的防护，也适合对某些气体或蒸气的防护，但也有限制。粉尘、烟和雾都需要使用防颗粒物呼吸器。在区分颗粒物是否为油性的基础上，应根据毒性高低，选择过滤效率水平。一般地，毒性越高的污染物的职业卫生标准越严格，另外，还应参考其致癌性、致敏性等特点。《用人单位劳动防护用品管理规范》和《呼吸防护用品的选择、使用与维护》（GB/T 18664）建议对于矽尘、重金属粉尘（如铅尘、镉尘）、砷尘、烟（如焊接烟、铸造烟），至少选择 KN 95 级别过滤元件。

电焊或气割作业产生有害弧光、火花和高温辐射，同时产生焊接烟和一些有害的气体，虽然焊接作业中，可以使用局部通风设备降低焊接烟的浓度，但由于作业人员的呼吸带非常靠近焊接点，大量焊接烟仍会存在于呼吸带，因此仍然需要呼吸防护。选择的呼吸防护面罩必须能够和焊接防护面屏相互匹配，不应妨碍面屏佩戴；焊接火花溅到防尘口罩表面，容易烧穿口罩材料，造成口罩提早报废，选用具备抗火花功能的焊接专用产品更适合；对高强度焊接作业，选择配备自动变光焊接面屏的动力送风过滤式呼吸器，不仅能改善作业舒适性，还能提高劳动效率。

第三节　听力防护用品

焊接车间的噪声主要是等离子喷涂与切割过程中产生的空气动力噪声等。它的大小取决于不同的气体流量、气体性质、场地情况及焊接喷嘴的口径。我国现行的职业卫生标准规定了工作场所噪声的职业接触限值，要求不符合职业接触限值的作业场所，要给劳动者发放听力防护用品，以保障劳动者的健康。

依据《个体防护装备　护听器的通用技术条件》（GB/T 31422），护听器包括耳罩式护听器和耳塞式护听器。耳罩式护听器按佩戴方式分为环箍式耳罩和挂安全帽式耳罩，其中环箍式耳罩分为头顶式、颈后式、下颏式、多向环箍式。耳塞式护听器按设计类型分为塑形耳塞、预成形耳塞、定制耳塞等；按佩戴方式分为环箍式耳塞和不带环箍的耳塞；按使用次数分为随弃式耳塞、可重复使用的耳塞。

一、耳塞

耳塞是塞入外耳道内，或堵住外耳道入口的护听器。耳塞的优点是结构简单、体积小、质量轻、价格便宜、使用方便。对高频、中频噪声有较好的隔音效果。

耳塞的材料应具有质量轻、柔软、富有弹性等特点，且对皮肤无毒副作用、无刺激，同时还应具有耐油、耐热、耐寒及抗老化性能。通常使用情况下，强度、硬度和弹性适当，不易破损，容易清洗和消毒。在恶劣环境中使用不易产生永久性变形、老化和破裂。常用的耳塞材料有天然橡胶、塑料、聚氯乙烯纤维等。塑料、橡胶及橡塑材料的物理性能应符合国家标准的规定。

耳塞佩戴后应无明显的痒、胀、疼痛和其他不舒适感，佩戴者能够适应佩戴。耳塞的抗跌落性能、低温抗跌落性能、阻燃性和声衰减量等应符合国家标准的规定。图 5-4 为工业防护耳塞。

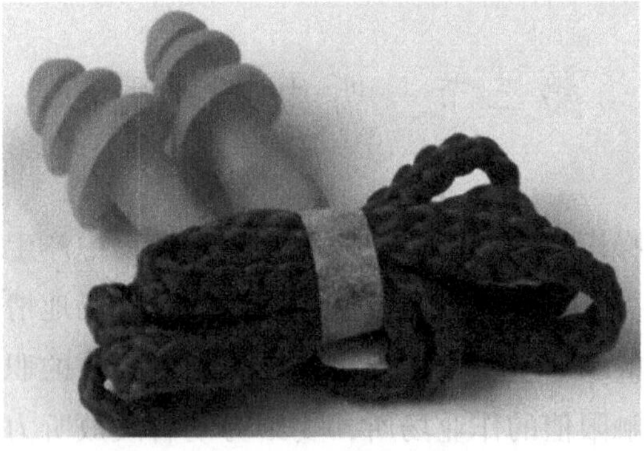

图 5-4　工业防护耳塞

二、耳罩

耳罩是由压紧耳郭或围住耳郭四周并紧贴头部的罩杯等组成的护听器。耳罩由环箍、罩杯、罩杯垫等组成。环箍是确保耳罩贴紧耳部的半圆环，具有一定夹紧力。耳罩的环箍弹性适中，且长短应能够调节。罩杯是安装在耳罩环箍或支撑臂上的具有一定隔音能力的杯状组件，用来压紧耳郭或围住耳郭四周，并遮住耳道。罩杯垫是装配在罩杯边缘的可变形的组件，接触皮肤的部分应对皮肤无刺激，可消毒、清洗，且材料应柔软，具有一定的弹性，以增加耳罩的密封性和舒适性。

在某些需要同时进行听力防护和头部防护的工作场所，耳罩设计为可直接插在安全帽两侧的耳罩孔内，固定在安全帽上使用，称为挂安全帽式耳罩。与耳塞相比，耳罩更容易获得比较稳定的隔音效果，并且可以调节罩杯佩戴的高度、角度等，取得更好的佩戴舒适性。由于罩杯内空间较大，因此更容易添加电路系统，实现更多功能。但由于耳罩体积和质量较大，对耳郭有压力，长时间佩戴容易产生闷热、出汗、压痛等不适感，且价格较为昂贵，使用成本较高。

耳罩的罩杯/环箍的调节范围及罩杯垫间的宽度应能使耳罩与固定支架相匹配。罩杯应能在相互垂直的两个方向上转动。耳罩的夹紧力不应大于14 N，对于夹紧力可调的耳罩，夹紧力应能调至14 N或所能实现的最大值。罩杯垫压强不应大于4500 Pa。

耳罩的其他性能，包括抗跌落性能、低温抗跌落性能、抗疲劳性能、待用位置机械耐久性、夹紧力变化、抗泄漏性、阻燃性、插入损失、声衰减性能等必须满足国家标准的要求。图5-5为防护耳罩。

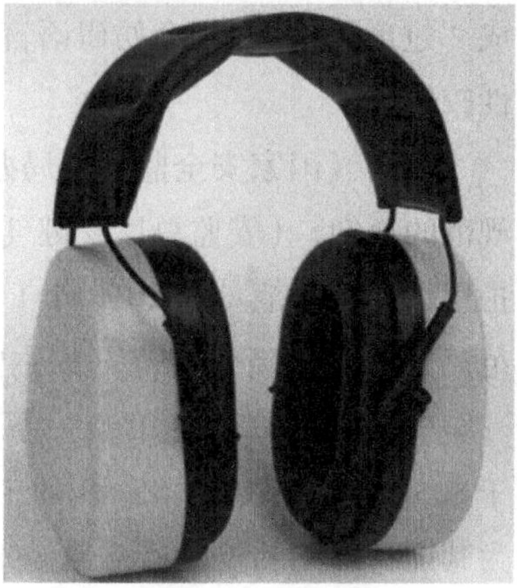

图5-5 防护耳罩

三、耳部防护用品的选择和使用

1. 选择

少数易敏感人员佩戴耳塞后，会出现耳道疼痛、头晕等不适症状。佩戴耳塞，需选择比自己外耳道直径稍大的型号，过大会引起不适，过小就无法起到隔音的效果。并且由于人的外耳道是弯曲的，佩戴耳塞需要一定的技巧，方可达到较好的防护效果。

选择耳罩时，需符合个人头型，且头箍/环箍的夹紧力需适中，夹紧力太小，耳罩易在工作中松脱，起不到防护作用；夹紧力过大，虽然防护效果较好，但是在佩戴时会感觉不舒适。如果适当增加罩杯厚度，耳罩的隔音效果也会有所增加，但亦不可以增加太多，以免重量增加太多，导致佩戴时舒适性降低。

护听器的选择过程应考虑多种因素，包括：正规厂家生产的合格产品、声衰减能力、与其他个人防护用品的兼容性、佩戴者的舒适性、使用工种和工作环境、个人相关病史等。其中最重要的一个选择参数就是声衰减能力，选择时要遵循适用原则。如果选用的护听器声衰减能力偏低，佩戴护听器后，人耳听到的噪声仍有可能超过职业接触限值，听力可能会因“保护不足”而受到损伤；如果选用的护听器具有过高的声衰减能力，造成“过度保护”，则会妨碍语言交流和警告信息的听取，或者佩戴时舒适性较低。

依据《国家安全监管总局办公厅关于修改用人单位劳动防护用品管理规范的通知》（安监总厅安健〔2018〕3 号），修改后的《用人单位劳动防护用品管理规范》于 2018 年 1 月 15 日重新发布并施行（以下简称新《规范》）。以下为新《规范》的主要内容。

（1）新《规范》第十一条（二）规定：接触噪声的劳动者，当暴露于 80 dB$\leqslant L_{EX}$，8 h$<$85 dB 的工作场所时，用人单位应当根据劳动者需求为其配备适用的护听器；当暴露于 L_{EX}，8 h$\geqslant$85 dB 的工作场所时，用人单位必须为劳动者配备适用的护听器，并指导劳动者正确佩戴和使用。具体可参照《护听器的选择指南》（GB/T 23466）。

（2）新《规范》中对信噪比（Signal-to-Noise Ratio，SNR）值的范围提出了具体要求：劳动者暴露于工作场所 L_{EX}，8 h 为 85～95 dB 的，应选用护听器 SNR 为 17～34 dB 的耳塞或耳罩；劳动者暴露于工作场所 L_{EX}，8 h≥95 dB 的，应选用护听器 SNR≥34 dB 的耳塞、耳罩或者同时佩戴耳塞和耳罩，耳塞和耳罩组合使用时的声衰减值，可按二者中较高的声衰减值增加 5 dB 估算。

（3）新《规范》对 SNR 的选择与旧《规范》一致，是以 95 dB 为分界线，范围也比较宽。例如，对于 90 dB（A）以下的噪声，按照 SNR 为 17～34 dB 这个范围内选择护听器，很容易引起潜在的过度防护问题。应用时，还是需要根据现场的实际情况，并且充分考虑潜在的过度防护问题。

2. 使用

（1）佩戴各种耳塞时，要将塞帽部分轻轻推入外耳道内，使它与耳道贴合，但不要使劲太猛或塞得太深，以感觉适度为宜。

（2）使用耳罩时，应先检查外壳有无裂纹或漏气，而后将弓架压在头顶的适当位置，务必使耳罩软垫圈与周围皮肤贴合。

（3）耳部防护的使用效果，不仅取决于护耳器本身的好坏，还取决于佩戴方法的正确与否，当佩戴一种护耳器效果不好时，也可以同时使用两种护耳器。

第四节 焊接防护服

焊接用的防护工作服，其防护原理主要是利用隔热、反射和吸收等屏蔽作用，以保护人体免受焊接热辐射或飞溅物等的伤害，应符合《防护服装 焊接服》（GB 8965.2）的要求。

一、款式

焊接服根据使用要求，可采用上、下身分离式或衣裤（或帽）连体式。可根据需要搭配使用围裙、套袖、披肩、鞋盖、兜帽。围裙应覆盖使用者身体前部区域。

二、号型尺寸

焊接服的号型应符合《劳动防护服号型》（GB/T 13640）的规定，超出 GB/T 13640 范围的按档差进行设置。成品尺寸测量位置及主要部位允许公差应符合《单、夹服装》FZ/T 81007 的规定，衣裤（或帽）连体式服装衣长的允许偏差 ±2 cm，配用的围裙、套袖、披肩、鞋盖等产品的号型可以自行确定。

三、结构设计

焊接服的设计及连接部位应能保证方便和快速地穿脱。焊接服与配用的其他防护用品接合部位，领口、袖口处应严格闭合，防止飞溅的炽热金属或火花从接合部位进入。明省、活褶不应向上倒，衣物外部接缝的折叠部位向下，以免积存熔融物质。明衣袋应有袋盖，袋盖应向下并扣牢，袋盖应超过袋盖口宽度 20 mm（每侧各 10 mm），上衣门襟以右压左为宜，裤子两侧口袋不应使用垂直角度大于 10°的斜插袋。

四、性能要求

1. 面料性能

焊接服面料的性能应符合表 5-6 的要求。

表 5-6　焊接服面料性能要求

性能参数		性能要求	
		A 级	B 级
断裂强力（经、纬）/N	机织物	≥400	
	皮革	≥80	

续表

性能参数		性能要求	
		A 级	B 级
撕破强力（经、纬）/N	机织物	≥25	
	皮革	≥20	≥15
阻燃性能（洗前、洗后）	燃烧特征	燃烧不能蔓延至试样的顶部或两侧边缘	
	续燃时间/s	≤2	
	阴燃时间/s	≤2	
	破洞尺寸/mm	≤5	
	熔融、滴落	无	
抗熔融金属冲击性能（洗后）		经 25 滴金属熔滴冲击后，试样温升不超过 40 K	经 15 滴金属熔滴冲击后，试样温升不超过 40 K
		测试过程中级结束后样品不应燃烧	
透湿量（机织物）/（g/m^2·24 h）		≥5000	
水洗尺寸变化率（机织物）/%		-3.0 ~ +3.0	
热稳定性（洗后）/%		≤10	
辐射热传导指数 RHTI24（洗后）/s		≥16.0	≥7.0
体积电阻（洗后）/Ω		$\geq 10^5$	
甲醛含量/（mg/kg）	直接接触皮肤	≤75	
	非直接接触皮肤	≤300	
pH	直接接触皮肤	4.0 ~ 8.5	
	非直接接触皮肤	4.0 ~ 9.0	
可分解致癌芳香胺染料		不应检出	
异味		无	
六价铬含量（皮革）		不应检出	
色牢度/级（机织物）	耐洗（变色/沾色）	≥4/3 ~ 4	
	耐摩擦（干磨/湿磨）	≥3 ~ 4/3	
	耐汗渍（变色/沾色）	≥3 ~ 4/3 ~ 4	
脂肪含量（皮革）		≤15%	

2. 附件和衬里

扣不应钉在单层布上；四合扣应牢固，吻合适度，无变形或过紧现象，扣与扣眼及四合扣上下对位，扣眼间距不应大于 150 mm。如果使用拉链，拉链应能牢固锁紧。钩、扣、拉链应便于连接和解脱，钩、扣、拉链不应使用易熔、易燃、易变形的材料，若必须使用，其表面应使用阻燃材料掩襟。焊接服金属件不应与皮肤直接接触。橡筋类材料应包覆有阻燃材料，包覆的阻燃材料阻燃性能应与面料一致。

焊接服如使用反光带等配料，配料应使用阻燃材料，反光带的逆反射系数应符合 GB 20653 反光材料的要求，阻燃性能应与面料一致；如有衬里，应满足 GB 8965.2 中对热稳定性的要求。衬里的甲醛含量、pH 应满足表 5-6 中直接接触皮肤类产品的要求。

第五节　焊工防护手套、防护鞋

焊工防护手套和防护鞋都是焊接作业人员不可缺少的防护用品。为了防止焊接作业人员四肢触电、灼伤和砸伤，避免伤亡事故的发生，要求焊接作业人员在操作时一定要使用符合要求的防护手套和防护鞋。

一、焊工防护手套

焊接和切割操作时，作业人员必须戴防护手套。要选用耐磨、耐辐射、不易燃且绝缘性能好的防护手套，防止手部发生灼伤和触电事故。焊工防护手套应符合《手部防护　焊工防护手套》（GB 45188）的要求，保护手部和腕部免遭熔融金属滴、短时接触有限的火焰、对流热、接触热以及机械性的伤害，且其材料具有能耐受高达 100 V（直流）的电弧焊的最小电阻的手套。焊工防护手套按照其性能分为两种类型：A 类，具有较高的热防护性能；B 类：具有较低的热防护性能。

焊工防护手套根据手部尺寸不同选择的手套长度不同，手套最短长度见表 5-7。

表 5-7　手套最短长度

手套尺寸编号	6	7	8	9	10	11
手套的最短长度/mm	300	310	320	330	340	350

对不同焊接场所使用手套的要求：

（1）在有腐蚀介质的现场焊接时，要尽可能戴橡皮手套；

（2）在高温环境下焊接时，可戴耐热的由阻燃材料或石棉布制作的手套；

（3）粘结时，要戴橡皮手套或乳胶手套，并在手套内部抹上滑石粉，以便于穿戴；

（4）当用电焊补漏天然气管道时，除戴电焊手套外，里面还可衬戴纱手套，以免烫手。

二、焊接防护鞋

对焊接防护鞋的要求是耐热、不易燃、耐磨和防滑的高筒防护绝缘鞋。一般可采用翻毛皮面、粘胶底或橡胶底的工作鞋。鞋底不得有鞋钉，以免在有易爆物的场地，由于摩擦产生火花而引起火灾。绝缘鞋要求耐高压，须在 500 V 时不被击穿。在火花飞溅强烈的场地，除穿防护鞋外，还要使用鞋盖，这种鞋盖最好用帆布或皮革制成，以防火花溅到防护鞋中烫伤脚部。

若在长期处于潮湿处焊接或进行水压试验，操作者应穿短筒绝缘胶鞋或绝缘皮鞋。绝缘皮鞋帮的高度应高于踝关节。不要用鞋带式的，要用鞋外侧鞋扣式的。鞋底为粘胶或橡胶，不得钉金属钉等导电体。

在有腐蚀介质的化工区进行焊接作业时，须穿防酸碱的胶鞋；在易燃、易爆的区域行走时，为防止鞋钉与地面碰撞产生火花而引起火灾和爆炸，必须穿胶底鞋；在桥梁上或登高作业时，严禁穿硬底或塑料底的易滑鞋，且鞋带应塞入鞋内。电焊作业时禁止穿布底鞋，须穿耐压 500 V 的绝缘胶底鞋。

第六章　职业健康管理

用人单位职业健康管理是依据职业病防治法律、法规和标准的要求，围绕工作环境和条件，在职业卫生管理制度、职业病危害警示与告知、职业病危害项目申报、职业病防治宣传教育培训、职业病防护设施维护检修、职业病防护用品管理、职业病危害监测及评价管理、建设项目职业病防护设施“三同时”管理、劳动者职业健康监护及其档案管理、职业病危害应急救援等方面进行规定，用于预防、控制职业病危害，保障劳动者健康和相关权益。

第一节　职业卫生管理制度

存在职业病危害的用人单位，应当制定本单位的职业病危害防治计划和实施方案，建立、健全下列职业卫生管理制度和操作规程，包括职业病危害防治责任制度、职业病危害警示与告知制度、职业病危害项目申报制度、职业病防治宣传教育培训制度、职业病防护设施维护检修制度、职业病防护用品管理制度、职业病危害监测及评价管理制度、建设项目职业病防护设施“三同时”管理制度、劳动者职业健康监护及其档案管理制度、职业病危害事故处置与报告制度、职业病危害应急救援与管理制度、岗位职业卫生操作规程等。职业卫生管理制度和操作规程应包括的主要内容参考表6-1。

表 6-1 职业卫生管理制度和操作规程的主要内容

序号	制度	主要内容
1	职业病危害防治责任制度	(1)组织管理体系; (2)主要负责人责任; (3)分管负责人责任; (4)各部门负责人责任; (5)专(兼)职部门及人员责任; (6)职业病危害岗位人员责任
2	职业病危害警示与告知制度	(1)警示标识与公告、告知管理的责任部门及其责任; (2)警示标识与公告栏设置与管理的基本要求及程序等; (3)警示制度应涵盖应当设置警示标识的设备、场所和岗位,警示的方式和内容等; (4)告知制度应涵盖实施告知的不同环节、方式、内容等,包括合同告知职业病危害、公告栏公告制度、作业场所公告检测评价结果、岗位设置危害告知卡等; (5)警示标识的悬挂、张贴及其更新的管理,以及公告栏公告内容的悬挂、张贴及其更新管理要求
3	职业病危害项目申报制度	(1)申报工作负责人; (2)申报表填写、审查与上报的程序及其管理; (3)变更申报等的办理; (4)申报回执等资料的存档管理
4	职业病防治宣传教育培训制度	(1)明确教育培训负责部门和培训对象; (2)明确各类人员接受职业病危害教育的内容及教材; (3)明确培训应达到的目的及资格要求; (4)明确教育方式、培训时间、考核方式; (5)明确必须持证上岗的人员,依法接受有关培训、考核(包括复审)管理规定的要求
5	职业病防护设施维护检修制度	(1)制定职业病防护设施维护检修规定; (2)明确维护检修单位和检修人员的职责范围; (3)明确检修的种类; (4)各类检修作业应当遵循的规程或规定; (5)检修的程序和要求; (6)检修的记录要求; (7)检修的验收要求
6	职业病防护用品管理制度	(1)明确配备标准; (2)明确采购及特种劳保用品供应方的资质审验办法; (3)明确劳保用品的发放、使用、报废管理办法和管理责任人

续表

序号	制度	主要内容
7	职业病危害监测及评价管理制度	(1) 日常监测： a. 明确日常监测负责部门与监测执行人员； b. 明确职业病危害因素的监测方式、方法、频次及其记录； c. 明确监测发现问题后的报告、处理方法与程序； d. 监测仪器设备的维护管理 (2) 检测和评价： a. 检测、评价管理的负责部门； b. 实施委托检测与评价的情形； c. 委托检测与评价的实施程序，质量控制等内容； d. 检测或评价所发现问题的报告、处理方法与程序
8	建设项目职业病防护设施“三同时”管理制度	(1) 建设项目职业病防护设施“三同时”负责部门； (2) 建设项目可行性研究报告职业卫生内容的编制管理； (3) 建设项目职业病危害预评价的实施，预评价报告的备案与审核管理； (4) 职业病防护设施设计专篇的编制及审查管理； (5) 职业病防护设施的施工与内部验收管理； (6) 建设项目职业病危害控制效果评价的实施，职业病防护设施的竣工验收管理
9	劳动者职业健康监护及其档案管理制度	(1) 职业健康监护的负责部门； (2) 实施职业健康检查的人群范围； (3) 不同类型职业健康检查的管理，包括上岗前、在岗期间、离岗、应急等类型职业健康检查的实施程序等； (4) 职业健康检查结果的告知与异常等情况的处置管理； (5) 职业健康监护档案的建立、存放、复印等的管理； (6) 职业健康监护档案相关材料的归档与管理，如职业健康监护委托书，职业健康检查结果报告，职业病报告卡，对职业病患者、患有职业禁忌证者和已出现职业相关健康损害的从业人员的处理和安置记录
10	职业病危害事故处置与报告制度	(1) 职业病危害事故紧急处置的方式和内容； (2) 职业病危害事故报告的程序和内容； (3) 职业病危害事故调查处理过程中有关职能部门责任； (4) 职业病危害事故后整改与复查的基本程序； (5) 职业病危害事故档案和台账的管理
11	职业病危害应急救援与管理制度	(1) 明确职业病危害事故应急机构及各人员应急救援管理责任； (2) 应急救援设备设施的配备、维护和管理； (3) 应急救援预案； (4) 应急救援的演练与预案改进； (5) 应急救援设备设施、演练记录等台账的管理

续表

序号	制度	主要内容
12	岗位职业卫生操作规程	建立、健全各岗位职业卫生操作规程，并张贴在操作岗位，主要内容包括： （1）生产操作方法和要求； （2）操作过程的职业病防护要求； （3）异常情况处理和报告； （4）生产工艺和环境卫生

职业病危害严重的用人单位，应当设置或者指定职业卫生管理机构或组织，配备专职职业卫生管理人员。其他存在职业病危害的用人单位，劳动者超过100人的，应当设置或指定职业卫生管理机构或组织，配备专职职业卫生管理人员；劳动者在100人以下的，应当配备专职或兼职的职业卫生管理人员，负责本单位的职业病防治工作。

第二节　职业病危害警示与告知

一、警示标识

产生职业病危害的用人单位，应当在醒目位置设置公告栏，公布有关职业病防治的规章制度、操作规程、职业病危害事故应急救援措施和工作场所职业病危害因素检测结果。

对于存在或者产生职业病危害的工作场所、作业岗位、设备、设施，应当按照《工作场所职业病危害警示标识》（GBZ 158）的规定，在醒目位置设置图形、警示线、警示语句等警示标识和中文警示说明。警示说明应当载明产生职业病危害的种类、后果、预防和应急处置措施等内容。

对于存在或者产生高毒物品的作业岗位，应当按照《高毒物品作业岗位职业病危害告知规范》（GBZ/T 203）的规定，在醒目位置设置高毒物品告知卡，告知卡应当载明高毒物品的名称、理化特性、健康危害、防护措施及应急处理等告知内容与警示标识。

向用人单位提供可能产生职业病危害的设备的，应当提供中文说明书，并在设备的醒目位置，设置警示标识和中文警示说明。警示说明应当载明设备性能、可能产生的职业病危害、安全操作和维护注意事项、职业病防护以及应急救治措施等内容。

向用人单位提供可能产生职业病危害的化学品、放射性同位素和含有放射性物质的材料的，应当提供中文说明书。说明书应当载明产品特性、主要成份、存在的有害因素、可能产生的危害后果、安全使用注意事项、职业病防护和应急救治措施等内容。产品包装应当有醒目的警示标识和中文警示说明。储存上述材料的场所应当在规定的部位设置危险物品标识或者放射性警示标识。

生产、销售、使用、储存放射性同位素和射线装置的场所，应当按照国家有关规定设置明显的放射性标志。

二、职业病危害告知

用人单位与劳动者订立劳动合同或聘用合同时，应将工作过程中可能产生的职业病危害及其后果、职业病防护措施和待遇等如实告知劳动者，并在劳动合同中写明，不得隐瞒或欺骗。劳动者在履行劳动合同期间，因工作岗位或工作内容变更，从事所订立劳动合同中未告知的存在职业病危害的作业时，用人单位应向劳动者履行如实告知的义务，并协商变更原劳动合同相关条款。

第三节　职业病危害项目申报

用人单位工作场所存在《职业病分类和目录》（国卫职健发〔2024〕39 号）所列职业病危害因素的，应按照《职业病危害项目申报办法》，及时、如实地向所在地卫生健康主管部门申报职业病危害项目，并接受监督检查。

用人单位申报职业病危害项目时，应当提交《职业病危害项目申报表》和关于用人单位的基本情况，工作场所职业病危害因素种类、分布情况以及接触人数等的文件、资料。职业病危害项目申报同时采取电子数据和纸质文本两种方式。

用人单位有下列情形之一的，应当按照本条规定向原申报机关申报变更职业病危害项目内容：

（1）进行新建、改建、扩建、技术改造或者技术引进建设项目的，自建设项目竣工验收之日起30日内进行申报；

（2）因技术、工艺、设备或者材料等发生变化导致原申报的职业病危害因素及其相关内容发生重大变化的，自发生变化之日起15日内进行申报；

（3）用人单位工作场所、名称、法定代表人或者主要负责人发生变化的，自发生变化之日起15日内进行申报；

（4）经过职业病危害因素检测、评价，发现原申报内容发生变化的，自收到有关检测、评价结果之日起15日内进行申报。

第四节　职业病防治宣传教育培训

用人单位的主要负责人和职业卫生管理人员应当具备与本单位所从事的生产经营活动相适应的职业卫生知识和管理能力，并接受职业卫生培训。对用人单位主要负责人、职业卫生管理人员的职业卫生培训，应当包括下列主要内容：

（1）职业卫生相关法律、法规、规章和国家职业卫生标准；

（2）职业病危害预防和控制的基本知识；

（3）职业卫生管理相关知识；

（4）国家卫生健康委员会规定的其他内容。

用人单位应对劳动者进行上岗前的职业卫生培训和在岗期间的定期职

业卫生培训，普及职业卫生知识，督促劳动者遵守职业病防治的法律、法规、规章、国家职业卫生标准和操作规程。用人单位应对职业病危害严重的岗位的劳动者，进行专门的职业卫生培训，经培训合格后，方可上岗作业。因变更工艺、技术、设备、材料，或者岗位调整导致劳动者接触的职业病危害因素发生变化的，用人单位应重新对劳动者进行上岗前的职业卫生培训。

第五节　职业病防护设施维护检修

用人单位应对产生职业病危害的工作场所设置与职业病防治工作相适应的有效防护设施，使得职业病危害因素的强度或浓度符合《工作场所有害因素职业接触限值　第1部分：化学有害因素》（GBZ 2.1）和《工作场所有害因素职业接触限值　第2部分：物理因素》（GBZ 2.2）的要求。工作场所有配套的更衣间、洗浴间、孕妇休息间等卫生设施。设备、工具、用具等设施符合保护劳动者生理、心理健康的要求。

用人单位应对职业病防护设备、应急救援设施进行经常性的维护、检修和保养，定期检测其性能和效果，确保其处于正常状态，不得擅自拆除或者停止使用。

第六节　职业病防护用品管理

用人单位应当为接触职业病危害因素的劳动者提供符合国家职业卫生标准的防护面具、防护手套、防护服、防护鞋等职业病防护用品，并督促、指导劳动者按照使用规则正确佩戴、使用，不得发放钱物替代发放职业病防护用品。

用人单位必须配备与辐射类型和辐射水平相适应的防护用品和监测仪

器，包括个人剂量测量报警、固定式和便携式辐射监测、表面污染监测、流出物监测等设备，并保证可能接触放射线的工作人员佩戴个人剂量计。

用人单位应当对职业病防护用品进行经常性的维护、保养，确保防护用品有效，不得使用不符合国家职业卫生标准或者已经失效的职业病防护用品。

第七节 职业病危害监测及评价管理

存在职业病危害的用人单位，应当实施由专人负责的工作场所职业病危害因素日常监测，确保监测系统处于正常工作状态。

职业病危害严重的用人单位，应当委托具有相应资质的职业卫生技术服务机构，每年至少进行一次职业病危害因素检测，每三年至少进行一次职业病危害现状评价。职业病危害一般的用人单位，应委托具有相应资质的职业卫生技术服务机构，每三年至少进行一次职业病危害因素检测。检测、评价结果应当存入本单位职业卫生档案。存在职业病危害的用人单位发生职业病危害事故或者国家卫生健康委员会规定的其他情形的，应及时委托具有相应资质的职业卫生技术服务机构进行职业病危害现状评价。

职业病危害因素定期检测、职业病危害现状评价以及职业病防护设施与防护用品效果评价的工作程序、工作内容及要求等依据《职业卫生技术服务工作规范》（GBZ 331）执行。

用人单位在日常的职业病危害监测或定期检测、现状评价过程中，发现工作场所职业病危害因素不符合国家职业卫生标准和卫生要求时，应立即采取相应治理措施，确保其符合职业卫生环境和条件的要求；仍然达不到国家职业卫生标准和卫生要求的，必须停止存在职业病危害因素的作业；职业病危害因素经治理后，符合国家职业卫生标准和卫生要求的，方可重新作业。

第八节　建设项目职业病防护设施“三同时”管理

新建、改建、扩建的工程建设项目和技术改造、技术引进项目（统称建设项目）可能产生《职业病危害因素分类目录》（国卫疾控发〔2015〕92号）所列职业病危害因素的，建设单位应按照建设项目职业病防护设施“三同时”监督管理的规定，进行职业病危害预评价、职业病防护设施设计、职业病危害控制效果评价及相应的评审，组织职业病防护设施验收。

一、职业病危害预评价

对可能产生职业病危害的建设项目，建设单位应当在建设项目可行性论证阶段进行职业病危害预评价，编制预评价报告。建设项目职业病危害预评价报告应当符合职业病防治有关法律、法规、规章和标准的要求，并包括下列主要内容：

（1）建设项目概况，主要包括项目名称、建设地点、建设内容、工作制度、岗位设置及人员数量等；

（2）建设项目可能产生的职业病危害因素及其对工作场所、劳动者健康影响与危害程度的分析与评价；

（3）对建设项目拟采取的职业病防护设施和防护措施进行分析、评价，并提出对策与建议；

（4）评价结论，明确建设项目的职业病危害风险类别及拟采取的职业病防护设施和防护措施是否符合职业病防治有关法律、法规、规章和标准的要求。

二、职业病防护设施设计

存在职业病危害的建设项目，建设单位应当在施工前，按照职业病防治有关法律、法规、规章和标准的要求，进行职业病防护设施设计。建设项目职业病防护设施设计应当包括下列内容：

（1）设计依据；

（2）建设项目概况及工程分析；

（3）职业病危害因素分析及危害程度预测；

（4）拟采取的职业病防护设施和应急救援设施的名称、规格、型号、数量、分布，并对防控性能进行分析；

（5）辅助用室及卫生设施的设置情况；

（6）对预评价报告中拟采取的职业病防护设施、防护措施及对策措施采纳情况的说明；

（7）职业病防护设施和应急救援设施投资预算明细表；

（8）职业病防护设施和应急救援设施可以达到的预期效果及评价。

三、职业病危害控制效果评价

建设项目在竣工验收前或者试运行期间，建设单位应当进行职业病危害控制效果评价，编制评价报告。建设项目职业病危害控制效果评价报告应当符合职业病防治有关法律、法规、规章和标准的要求，包括下列主要内容：

（1）建设项目概况；

（2）职业病防护设施设计执行情况分析、评价；

（3）职业病防护设施检测和运行情况分析、评价；

（4）工作场所职业病危害因素检测分析、评价；

（5）工作场所职业病危害因素日常监测情况分析、评价；

（6）职业病危害因素对劳动者健康危害程度分析、评价；

（7）职业病危害防治管理措施分析、评价；

(8) 职业健康监护状况分析、评价；

(9) 职业病危害事故应急救援和控制措施分析、评价；

(10) 正常生产后，建设项目职业病防治效果预期分析、评价；

(11) 职业病危害防护补充措施及建议；

(12) 评价结论，明确建设项目的职业病危害风险类别，以及采取控制效果评价报告所提对策建议后，职业病防护设施和防护措施是否符合职业病防治有关法律、法规、规章和标准的要求。

职业病危害预评价报告编制完成后，属于职业病危害一般或者较重的建设项目，其建设单位主要负责人或其指定的负责人应当组织具有职业卫生相关专业背景的中级及中级以上专业技术职称人员或者具有职业卫生相关专业背景的注册安全工程师（以下统称职业卫生专业技术人员），对职业病危害预评价报告进行评审，并形成是否符合职业病防治有关法律、法规、规章和标准要求的评审意见。属于职业病危害严重的建设项目，其建设单位主要负责人或其指定的负责人应当组织外单位职业卫生专业技术人员参加评审工作，并形成评审意见。

第九节　劳动者职业健康监护及其档案管理

对从事接触职业病危害因素作业的劳动者，用人单位应按照《用人单位职业健康监护监督管理办法》《放射工作人员职业健康管理办法》《职业健康监护技术规范》（GBZ 188）、《放射工作人员职业健康监护技术规范》（GBZ 235）的要求组织上岗前、在岗期间、离岗时的职业健康检查。

检查项目及周期应根据《职业健康监护技术规范》（GBZ 188）进行。检查中，发现有职业禁忌证者不得从事或调离所禁忌的作业，对需要复查和医学观察者，应按要求进行复查和医学观察。发现疑似职业病患者，应按规定报告并安排进行职业病诊断或医学观察。用人单位应及时将健康检查结果如实告知劳动者，并为劳动者建立职业健康监护档案，以及按照规定的期限妥善保存。

一、职业健康检查

下面对焊接作业产生的主要职业病危害因素，在职业健康体检中的目标疾病、职业健康检查内容进行具体阐述，供涉及焊接作业的用人单位参考。

（一）电焊烟尘

1. 上岗前职业健康检查

（1）目标疾病

职业禁忌证包括活动性肺结核、慢性阻塞性肺病、慢性间质性肺病、伴肺功能损害的疾病。

（2）检查内容

症状询问：重点询问呼吸系统、心血管系统疾病史，吸烟史及咳嗽、咳痰、喘息、胸痛、呼吸困难、气短等症状。

体格检查：内科常规检查，重点检查呼吸系统和心血管系统。

实验室和其他检查：必检项目包括血常规、尿常规、心电图、血清ALT、后前位X射线高仟伏胸片或数字化摄影胸片（DR胸片）、肺功能。

2. 在岗期间职业健康检查

（1）目标疾病

职业病为电焊工尘肺。

职业禁忌证包括活动性肺结核、慢性阻塞性肺病、慢性间质性肺病、伴肺功能损害的疾病。

（2）检查内容

症状询问：重点询问咳嗽、咳痰、胸痛、呼吸困难症状，也需询问喘息、咯血等症状。

体格检查：内科常规检查，重点检查呼吸系统和心血管系统。

实验室和其他检查：①必检项目包括后前位X射线高仟伏胸片或数字化摄影胸片（DR胸片）、心电图、肺功能；②选检项目包括血常规、尿常规、血清ALT。

（3）健康检查周期

①生产性粉尘作业分级为Ⅰ级，每4年检查1次；生产性粉尘作业分级为Ⅱ级及以上，每2~3年检查1次。

②X射线胸片表现为观察对象者，健康检查每年1次，连续观察5年，若5年内不能确诊为尘肺患者，按①执行。

③尘肺患者每1~2年进行1次医学检查，或根据病情随时检查。

3. 离岗时职业健康检查

（1）目标疾病

职业病为电焊工尘肺。

（2）检查内容

与在岗期间职业健康检查内容相同。

4. 离岗后健康检查（推荐性）

（1）目标疾病

职业病为电焊工尘肺。

（2）检查内容

症状询问：重点询问咳嗽、咳痰、胸痛、呼吸困难、喘息、咯血等症状。

体格检查：内科常规检查，重点检查呼吸系统和心血管系统。

实验室和其他检查：必检项目包括后前位X射线高仟伏胸片或数字化摄影胸片（DR胸片）。

（3）健康检查周期

接触粉尘工龄在20年（含20年）以下者，随访10年，接触粉尘工龄超过20年者，随访15年，随访周期原则为每5年1次；若接触粉尘工龄在5年（含5年）以下，且接触粉尘浓度符合《工作场所有害因素职业接触限值　第1部分：化学有害因素》（GBZ 2.1）的要求，可以不随访。

（二）锰及其化合物

1. 上岗前职业健康检查

（1）目标疾病

职业禁忌证包括中枢神经系统器质性疾病、已确诊并仍需要医学监护的精神障碍性疾病。

(2) 检查内容

症状询问：重点询问神经精神病史及症状，如头晕、易疲乏、睡眠障碍、健忘、错觉、幻觉、抑郁或躁狂等。

体格检查：内科常规检查，神经系统常规检查及四肢肌力、肌张力检查。

实验室和其他检查：必检项目包括血常规、尿常规、心电图、血清ALT；选检项目包括尿锰、脑电图。

2. 在岗期间职业健康检查

(1) 目标疾病

职业病为职业性慢性锰中毒。

职业禁忌证包括中枢神经系统器质性疾病、已确诊并仍需要医学监护的精神障碍性疾病。

(2) 检查内容

症状询问：重点询问神经精神症状，如头晕、易疲乏、睡眠障碍、健忘、多汗、心悸、肢体震颤，感情淡漠、性格改变、不自主哭笑等。

体格检查：内科常规检查，神经系统常规检查及运动功能检查，语速、面部表情等的评估。

实验室和其他检查：①必检项目包括血常规、尿常规、心电图、血清ALT；②选检项目包括脑电图、头颅CT或MRI、尿锰。

(3) 健康检查周期

每年检查1次。

3. 离岗时职业健康检查

(1) 目标疾病

目标疾病为职业性慢性锰中毒。

(2) 检查内容

同在岗期间职业健康检查。

4. 离岗后健康检查

(1) 目标疾病

目标疾病为职业性慢性锰中毒。

（2）检查内容

同在岗期间职业健康检查。

（3）健康检查周期

接触锰及其无机化合物工龄在10年（含10年）以下者，随访6年；接触锰及其无机化合物工龄超过10年者，随访12年，检查周期均为每3年1次。若接触锰及其无机化合物工龄在5年以下，且劳动者工作场所空气中锰浓度符合国家卫生标准，可以不随访。

（三）镉及其化合物

1. 上岗前职业健康检查

（1）目标疾病

职业禁忌证包括慢性肾病、骨质疏松症。

（2）检查内容

症状询问：重点询问有关肾病和骨质疏松症及高血压的病史及相关症状。

体格检查：内科常规检查。

实验室和其他检查：①必检项目包括血常规、尿常规、心电图、血清ALT、肝肾B超、胸部X射线摄片、肺功能；②选检项目包括尿β2-微球蛋白或尿视黄醇结合蛋白、骨密度。

2. 在岗期间职业健康检查

（1）目标疾病

职业病为职业性慢性镉中毒。

职业禁忌证包括慢性肾病、骨质疏松症。

（2）检查内容

症状询问：重点询问头晕、乏力、咳嗽、气短、腰背及肢体疼痛等症状。

体格检查：内科常规检查。

实验室和其他检查：①必检项目包括血常规、尿常规、尿镉、尿β2-微球蛋白或尿视黄醇结合蛋白、胸部X射线摄片、肺功能；②选检项目包括骨密度、肝肾B超。

（3）健康检查周期

健康检查周期为每年 1 次。

3. 应急健康检查

（1）目标疾病

职业病包括职业性急性镉中毒、金属烟热。

（2）检查内容

症状询问：重点询问短时间内吸入高浓度氧化镉烟、氧化镉尘的职业接触史及头晕、头痛、乏力、胸闷、四肢酸痛、寒战、发热、咳嗽、咳痰、发绀、呼吸困难等症状。

体格检查：内科常规检查，重点检查呼吸系统。

实验室和其他检查：①必检项目包括血常规、尿常规、心电图、肝功能、血氧饱和度、胸部 X 射线摄片、血镉；②选检项目包括肺功能、血气分析。

4. 离岗时职业健康检查

（1）目标疾病

职业病为职业性慢性镉中毒。

（2）检查内容

同在岗期间职业健康检查。

5. 离岗后健康检查（推荐性）

（1）检查对象

离岗时健康检查尿镉 >5 μmol/mol 肌酐的镉接触作业者。

（2）目标疾病

职业病为职业性慢性镉中毒。

（3）检查内容

同在岗期间职业健康检查。

（4）健康检查周期

尿镉 >5 μmol/mol 肌酐者，随访 3 年；尿镉 >10 μmol/mol 肌酐者，随访 6 年；检查周期均为每年 1 次。随访中尿镉≤5 μmol/mol 肌酐者，可终止随访。

（四）铅及其化合物

1. 上岗前职业健康检查

（1）目标疾病

职业禁忌证包括中度贫血、卟啉病、多发性周围神经病。

（2）检查内容

症状询问：重点询问消化系统、神经系统症状及贫血等相关病史，如便秘、腹痛、头痛、头晕、乏力、失眠、多梦、记忆力减退、四肢麻木等。

体格检查：内科常规检查及神经系统常规检查。

实验室和其他检查：①必检项目包括血常规、尿常规、心电图、血清 ALT；②选检项目包括血铅或尿铅、血红细胞锌原卟啉（ZPP）或红细胞游离原卟啉（CFEP）、神经肌电图。

2. 在岗期间职业健康检查

（1）目标疾病

职业病为职业性慢性铅中毒。

职业禁忌证包括中度贫血、卟啉病、多发性周围神经病。

（2）检查内容

症状询问：重点询问神经系统和消化系统症状及贫血所致的常见症状，如头痛、头晕、乏力、失眠、烦躁、多梦、记忆力减退、四肢麻木、腹痛、食欲减退、便秘等。

体格检查：内科常规检查，重点检查消化系统症状和贫血的体征，神经系统常规检查。

实验室和其他检查：①必检项目包括血常规、尿常规、心电图、血铅或尿铅；②选检项目包括尿 δ－氨基乙酰丙酸（δ-ALA）、血红细胞锌原卟啉或红细胞游离原卟啉、神经肌电图。

（3）健康检查周期

血铅 400～600 μg/L 或尿铅 70～120 μg/L 者，每 3 个月复查血铅或尿铅 1 次；血铅 <400 μg/L 或尿铅 <70 μg/L 者，每年检查 1 次。

3. 离岗时职业健康检查

（1）目标疾病

职业病为职业性慢性铅中毒。

（2）检查内容

同在岗期间职业健康检查。

（五）铬及其化合物

1. 上岗前职业健康检查

（1）目标疾病

职业禁忌证包括慢性皮肤溃疡、萎缩性鼻炎。

（2）检查内容

症状询问：重点询问鼻腔、皮肤疾病史。

体格检查：内科常规检查、鼻及咽部常规检查、皮肤科常规检查。

实验室和其他检查：①必检项目包括血常规、尿常规、心电图、血清ALT、胸部X射线摄片；②选检项目包括肺功能。

2. 在岗期间职业健康检查

（1）目标疾病

职业病包括职业性铬鼻病、职业性铬溃疡、职业性铬所致皮炎、职业性铬酸盐制造业工人肺癌。

（2）检查内容

症状询问：重点询问咳嗽、咳痰、咯血、胸痛等呼吸系统症状；耳鼻喉、皮肤疾病史及相关症状。

体格检查：内科常规检查、鼻及咽部常规检查、皮肤科常规检查。

实验室和其他检查：①必检项目包括血常规、尿常规、胸部X射线摄片；②选检项目包括心电图、抗原特异性IgE抗体检查、胸部CT、斑贴试验、肺功能、尿铬。

（3）健康检查周期

每年1次。

3. 离岗时职业健康检查

（1）目标疾病

同在岗时职业健康检查。

（2）检查内容

同在岗时职业健康检查。

4. 离岗后健康检查（推荐性）

（1）检查对象

前铬酸盐制造业工人。

（2）目标疾病

职业性铬酸盐制造业工人肺癌。

（3）检查内容

症状询问：重点询问咳嗽、咳痰、咯血、胸痛等呼吸系统症状；耳鼻喉、皮肤疾病史及相关症状。

体格检查：内科常规检查、鼻及咽部常规检查、皮肤科常规检查。

实验室和其他检查：①必检项目包括血常规、心电图、肺功能、胸部X射线摄片；②选检项目包括胸部CT。

（4）检查时间

随访10年，每2年检查1次。

（六）氮氧化物

1. 上岗前职业健康检查

（1）目标疾病

职业禁忌证包括慢性阻塞性肺病、支气管哮喘、慢性间质性肺病。

（2）检查内容

症状询问：重点询问呼吸系统疾病史及相关症状。

体格检查：内科常规检查。

实验室和其他检查：①必检项目包括血常规、尿常规、心电图、血清ALT、肺功能、胸部X射线摄片；②选检项目包括肺弥散功能。

2. 在岗期间职业健康检查

（1）目标疾病

职业病为职业性刺激性化学物致慢性阻塞性肺疾病。

职业禁忌证包括支气管哮喘、慢性间质性肺病。

（2）检查内容

同上岗前职业健康检查。

（3）健康检查周期

每年检查 1 次。

3. 离岗时职业健康检查

（1）目标疾病

职业病为职业性刺激性化学物致慢性阻塞性肺疾病。

（2）检查内容

同上岗前职业健康检查。

4. 应急健康检查

（1）目标疾病

职业性急性氮氧化物中毒、职业性化学性眼灼伤、职业性化学性皮肤灼伤。

（2）检查内容

症状询问：重点询问短期内吸入较大量的氮氧化物的职业接触史，眼部刺激症状，呼吸系统症状，如眼痛、畏光、流泪、胸闷、气急、咳嗽、咳痰、胸痛等。

体格检查：①内科常规检查：重点检查呼吸系统；②眼科常规检查：重点检查结膜、角膜病变，必要时裂隙灯检查；③鼻及咽部常规检查，必要时咽喉镜检查；④皮肤科常规检查。

实验室和其他检查：①必检项目包括血常规、尿常规、心电图、胸部 X 射线摄片、血氧饱和度；②选检项目包括血气分析。

（七）一氧化碳

1. 上岗前职业健康检查

（1）目标疾病

职业禁忌证为中枢神经系统器质性疾病。

（2）检查内容

症状询问：重点询问中枢神经系统病史及相关症状。

体格检查：内科常规检查、神经系统常规检查。

实验室和其他检查：必检项目包括血常规、尿常规、心电图、血清 ALT。

2. 在岗期间职业健康检查（推荐性）

（1）目标疾病

职业禁忌证为中枢神经系统器质性疾病。

（2）检查内容

同上岗前职业健康检查。

（3）健康检查周期

每 3 年检查 1 次。

3. 应急健康检查

（1）目标疾病

职业性急性一氧化碳中毒。

（2）检查内容

症状询问：重点询问吸入高浓度一氧化碳的职业接触史及中枢神经系统症状，如头痛、头晕、恶心、呕吐、心悸、气急、四肢无力等。

体格检查：内科常规检查、神经系统常规检查、运动功能检查、病理反射检查、眼底检查。

实验室和其他检查：①必检项目包括血常规、尿常规、心电图、血碳氧血红蛋白、血氧饱和度；②选检项目包括头颅 CT 或 MRI、脑电图、心肌酶谱、肌钙蛋白。

（八）氟及其无机化合物

1. 上岗前职业健康检查

（1）目标疾病

职业禁忌证包括地方性氟病、骨关节病。

（2）检查内容

症状询问：重点询问腰背、四肢疼痛等骨骼系统病史及相关症状。

体格检查：①内科常规检查；②口腔科常规检查；③骨科检查，主要是骨关节检查。

实验室和其他检查：①必检项目包括血常规、尿常规、心电图、血清 ALT；②选检项目包括尿氟，骨密度，骨盆正位 X 射线摄片，一侧桡、尺骨正位片及同侧胫、腓骨正、侧位片。

2. 在岗期间职业健康检查

（1）目标疾病

职业病为工业性氟病。

职业禁忌证包括地方性氟病、骨关节病。

（2）检查内容

症状询问：重点询问腰背、四肢疼痛等骨骼系统疾病症状及食欲不振、头痛、头晕、乏力、失眠、烦躁等症状。

体格检查：同上岗前职业健康检查。

实验室和其他检查：①必检项目包括血常规，骨盆正位 X 射线摄片，一侧桡、尺骨正位片及同侧胫、腓骨正、侧位片，尿氟；②选检项目包括胸部正位 X 射线摄片、腰椎正位 X 射线摄片、骨密度。

（3）健康检查周期

每年检查 1 次。

3. 离岗时职业健康检查

（1）目标疾病

职业病为工业性氟病。

（2）检查内容

同在岗期间职业健康检查。

（九）紫外辐射（紫外线）

1. 上岗前职业健康检查

（1）目标疾病

职业禁忌证包括活动性角膜疾病，白内障，面、手背和前臂等暴露部位严重的皮肤病，白化病。

（2）检查内容

症状询问：重点询问眼部和皮肤的不适症状，如是否存在眼异物感、视物模糊、视力减退、眼痛、畏光、流泪、皮肤瘙痒、红肿、皮疹等。

体格检查：内科常规检查，眼科常规检查，角膜、结膜、晶状体和眼底检查，皮肤科常规检查。

实验室和其他检查：必检项目包括血常规、尿常规、血清 ALT、心电图。

2. 在岗期间职业健康检查

（1）目标疾病

职业病包括职业性电光性皮炎、职业性白内障。

职业禁忌证为活动性角膜疾病。

（2）检查内容

症状询问：重点询问有无视物模糊、视力下降、皮肤炎症、疼痛等症状。

体格检查：①皮肤科常规检查，注意有无皮疹、皮肤红肿等；②眼科常规检查，如检查角膜、结膜、晶状体和眼底。

（3）健康检查周期

每 2 年检查 1 次。

3. 离岗时职业健康检查

（1）目标疾病

职业病为职业性白内障。

（2）检查内容

同在岗期间职业健康检查。

4. 应急健康检查

（1）检查对象

因意外或事故接触高强度紫外线可能导致急性电光性眼炎（紫外线角膜结膜炎）和（或）电光性皮炎的职业接触人群。

（2）目标疾病

目标疾病包括职业性急性电光性眼炎（紫外线角膜结膜炎）、职业性急性电光性皮炎。

（3）检查内容

症状询问：重点询问有无眼部不适，如眼干、眼胀、异物感、灼热感、剧痛、畏光、流泪等症状。

体格检查：①眼科常规检查及检查睑裂部球膜有无充血水肿，角膜上皮有无水肿，必要时可进行荧光素染色检查；②皮肤科常规检查，注意有无皮肤红肿、大疱。

必要时进行作业场所调查。

（十）噪声

1. 上岗前职业健康检查

（1）目标疾病

职业禁忌证包括：①各种原因引起的永久性感音神经性听力损失（500 Hz、1000 Hz 和 2000 Hz 中任一频率的纯音气导听阈 >25 dB）；②高频段 3000 Hz、4000 Hz、6000 Hz 中，双耳平均听阈≥40 dB；③任一耳传导性耳聋，平均语频听力损失≥41 dB。

（2）检查内容

症状询问：①有无中、外耳疾患史，如流脓、流水、耳鸣、耳聋、眩晕等症状；②可能影响听力的外伤史、爆震史；③药物史，如链霉素、庆大霉素、卡那霉素、新霉素、妥布霉素、万古霉素、多枯菌素、氮芥、卡铂、顺铂、依他尼酸、水杨酸类、含砷剂、抗疟疾药等；④中毒史，如一氧化碳等中毒；⑤感染史，如流脑、腮腺炎、耳带状疱疹、伤寒、猩红热、麻疹、风疹、梅毒等疾病史；⑥遗传史，如家庭直系亲属中有无耳聋等病史；⑦有无噪声接触史及个人防护情况。

体格检查：内科常规检查，耳科常规检查。

实验室和其他检查：①必检项目包括血常规、尿常规、心电图、血清ALT、纯音听阈测试；②选检项目包括声导抗、耳声发射。

2. 在岗期间职业健康检查

（1）目标疾病

职业病为职业性噪声聋。

职业禁忌证包括：①除噪声外各种原因引起的永久性感音神经性听力损失（500 Hz、1000 Hz 和 2000 Hz 中任一频率的纯音气导听阈 >25 dB）；②任一耳传导性耳聋，平均语频听力损失≥41 dB；③噪声敏感者（上岗前职业健康检查纯音听力检查各频率听力损失均≤25 dB，但噪声作业 1 年之内，高频段 3000 Hz、4000 Hz、6000 Hz 中，任一耳任一频率听阈≥65 dB）。

（2）检查内容

症状询问：同上岗前职业健康检查。

体格检查：同上岗前职业健康检查。

实验室和其他检查：①必检项目包括纯音气导听阈测试、心电图；②选检项目包括纯音骨导听阈测试、声导抗、耳声发射、听觉诱发电反应测听。听力测试应在受试者脱离噪声环境 48 h 后进行。

（3）复查

下列情况需进行听力复查：①初测纯音听力结果双耳高频平均听阈≥40 dB 者；②听力损失以高频为主，语言频率平均听力损失 >25 dB 者，听力损失可能与噪声接触有关时；③语言频率平均听力损失 >40 dB 者，怀疑听力损失由中耳疾患所致；④听力损失曲线为水平样或近似直线者。

（4）健康检查周期

①作业场所噪声 8 h 等效声级 85 dB，每年检查 1 次；

②作业场所噪声 8 h 等效声级≥80 dB 且 <85 dB，每 2 年检查 1 次。

3. 离岗时职业健康检查

（1）目标疾病

职业病为职业性噪声聋。

（2）检查内容

同在岗期间职业健康检查。

4. 应急健康检查

（1）检查对象

因意外或事故工作场所易燃易爆化学品、压力容器等发生爆炸时，所产生的冲击波及强脉冲噪声可能致中耳、内耳或中耳及内耳混合性损伤，导致急性听力损失或丧失的现场职业接触人群（包括参加事故抢救的人员）。

（2）目标疾病

职业病为职业性爆震聋。

（3）检查内容

症状询问：如听力障碍、耳鸣、耳痛等。

体格检查：耳科常规检查，重点检查外耳有无外伤，以及检查鼓膜有无破裂及出血、听骨链有无断裂等；合并眼、面部复合性损伤时，应针对性地进行相关医科常规检查。

实验室和其他检查：①必检项目为纯音气骨导听阈测试；②选检项目包括声导抗（鼓膜无破裂者）、耳声发射、听觉诱发电反应测听、40 Hz 电反应测听。必要时进行作业场所现场调查。

医学观察：①无鼓膜破裂或听骨脱位、听骨链断裂者应在接触爆震后开始动态观察听力 1～3 个月；②鼓膜修补、鼓室成形以及听骨链重建术者动态观察听力可延长至 6 个月；③并发急、慢性中耳炎者听力观察至临床治愈；④合并继发性中耳胆脂瘤的患者听力观察至手术治疗后。

（十一）高温

1. 上岗前职业健康检查

（1）目标疾病

职业禁忌证包括未控制的高血压、慢性肾炎、未控制的甲状腺功能亢进、未控制的糖尿病、全身瘢痕面积≥20%（工伤标准的八级）以及癫痫。

（2）检查内容

症状询问：重点询问有无心血管系统、泌尿系统及神经系统症状等。

体格检查：内科常规检查，重点进行心血管系统检查。

实验室和其他检查：①必检项目包括血常规、尿常规、血清ALT、心电图、血糖；②选检项目包括有甲亢病史者可检查血清游离甲状腺素（FT_4）、血清游离三碘甲状腺原氨酸（FT_3）、促甲状腺激素（TSH）。

2. 在岗期间职业健康检查

（1）目标疾病

职业禁忌证包括未控制的高血压、慢性肾炎、未控制的甲状腺功能亢进、未控制的糖尿病、全身瘢痕面积≥20%（工伤标准的八级）以及癫痫。

（2）检查内容

同上岗前职业健康检查。

（3）健康检查周期

每年检查1次，应在每年高温季节到来之前进行。

3. 应急健康检查

（1）检查对象

因意外或事故接触高温可能导致中暑的职业接触人群（包括参加事故抢救的人员），或高温季节作业出现中暑先兆的作业人员。

（2）目标疾病

职业性中暑。

（3）检查内容

症状询问：如头痛、头晕、胸闷、心悸、多汗、高热、少尿或无尿，观察神志状况等。

体格检查：①内科常规检查，重点检查体温、血压、脉搏；②神经系统常规检查。

实验室和其他检查：①必检项目包括血常规、尿常规、血电解质、肾功能；②选检项目包括必要时进行作业场所现场调查。

（十二）X射线

1. 上岗前职业健康检查

必检项目包括医学史、职业史调查，内科、外科、皮肤科常规检查，眼科检查（色觉、视力、晶状体、玻璃体、眼底），血常规和白细胞分类，尿常规，血糖，肝功能，肾功能，甲状腺功能，外周血淋巴细胞染色体畸变分析，外周血淋巴细胞微核试验，胸部X射线摄影（在留取细胞遗传学检查所需血样后），心电图以及腹部B超。

补充检查项目为耳鼻喉科检查以及其他必要的检查。

2. 在岗期间职业健康检查

必检项目包括医学史、职业史调查，内科、外科、皮肤科常规检查，眼科检查（色觉、视力、晶状体、玻璃体、眼底），血常规和白细胞分类，尿常规，血糖，肝功能，肾功能，外周血淋巴细胞染色体畸变分析或外周血淋巴细胞微核试验，心电图以及腹部B超。

补充检查项目包括胸部X射线摄影（在留取细胞遗传学检查所需血样后）、甲状腺功能、血清睾酮以及其他必要的检查。

放射工作人员在岗期间职业健康检查的周期为1~2年，但不得超过2年。必要时，可适当增加检查次数。

3. 离岗时职业健康检查

必检项目包括医学史、职业史调查，内科、外科、皮肤科常规检查，眼科检查（色觉、视力、晶状体、玻璃体、眼底），血常规和白细胞分类，尿常规，血糖，肝功能，肾功能，甲状腺功能，外周血淋巴细胞染色体畸变分析，外周血淋巴细胞微核试验，胸部X射线摄影（在留取细胞遗传学检查所需血样后），心电图以及腹部B超。

补充检查项目为其他必要的检查。

4. 应急照射或事故照射的健康检查

根据辐射暴露和损伤的具体情况，有针对性地选择必要的检查项目，估算辐射暴露剂量，实施适当的医学处理。

5. 医学随访观察

对受到过量照射的放射工作人员，应按《过量照射人员医学检查与处理原则》（GBZ 215）的规定进行医学随访观察。

二、职业健康监护档案

职业健康监护档案是健康监护全过程的客观记录资料，是系统地观察劳动者健康状况的变化，评价个体和群体健康损害的依据。用人单位应为劳动者建立职业健康监护档案，由专人负责管理，并按照规定的期限妥善保存。

劳动者职业健康监护档案包括劳动者的职业史、既往史和职业病危害接触史，职业健康检查结果和处理结果，职业病诊疗等有关个人健康的资料。放射工作人员职业健康监护档案应包括以下内容：①职业史，既往史，职业照射接触史，应急照射、事故照射史；②历次职业健康检查结果及评价处理意见；③职业性放射性疾病诊断与鉴定、治疗、医学随访观察等健康资料；④怀孕声明，如有；⑤工伤鉴定意见或结论。

用人单位职业健康监护档案包括用人单位职业卫生管理组织组成、职责，职业健康监护制度和年度职业健康监护计划，历次职业健康检查的文书（包括委托协议书、职业健康检查机构的健康检查总结报告和评价报告），工作场所职业病危害因素监测结果，职业病诊断证明书和职业病报告卡，用人单位对职业病患者、患有职业禁忌证者和已出现职业相关健康损害劳动者的处理和安置记录，用人单位在职业健康监护中提供的其他资料和职业健康检查机构记录整理的相关资料等。

劳动者健康出现损害需要进行职业病诊断、鉴定的，用人单位应如实提供职业病诊断、鉴定所需的劳动者职业史和职业病危害接触史、工作场所职业病危害因素检测结果等资料。劳动者离开单位时，有权索取本人职业健康监护档案复印件，用人单位应如实、无偿地提供，并在所提供的复印件上签章。

劳动者健康出现损害需要进行职业病诊断、鉴定的，用人单位应如实提供职业病诊断、鉴定所需的劳动者职业史、职业病危害接触史，工作场所职业病危害因素检测结果和放射工作人员个人剂量监测结果等资料。

第十节 职业病危害应急救援与管理

在可能发生急性职业损伤的有毒、有害工作场所，用人单位应当设置报警装置，配置现场急救用品、冲洗设备、应急撤离通道和必要的泄险区。

现场急救用品、冲洗设备等应当设在可能发生急性职业损伤的工作场所或者邻近地点，并在醒目位置设置清晰的标识。

在可能突然泄漏或者逸出大量有害物质的密闭或者半密闭工作场所，用人单位应当安装事故通风装置以及与事故排风系统相连锁的泄漏报警装置。

生产、销售、使用、储存放射性同位素和射线装置的场所，应当按照国家有关规定设置明显的放射性标志，其入口处应当按照国家有关安全和防护标准的要求，设置安全和防护设施以及必要的防护安全联锁、报警装置或者工作信号。放射性装置的生产调试和使用场所，应当具有防止误操作、防止工作人员受到意外照射的安全措施。

第十一节 职业卫生档案管理

用人单位职业卫生管理人员应负责职业卫生档案的管理，确保职业卫生档案完整、准确、系统、安全和有效。职业卫生档案应主要包括以下内容：

（1）职业病防治责任制文件；

（2）职业卫生管理规章制度、操作规程；

（3）工作场所职业病危害因素种类清单、岗位分布以及作业人员接触情况等资料；

(4) 职业病防护设施、应急救援设施基本信息，以及其配置、使用、维护、检修与更换等记录；

(5) 工作场所职业病危害因素检测、评价报告与记录；

(6) 职业病防护用品配备、发放、维护与更换等记录；

(7) 主要负责人、职业卫生管理人员和职业病危害严重工作岗位的劳动者等相关人员职业卫生培训资料；

(8) 职业病危害事故报告与应急处置记录；

(9) 劳动者职业健康检查结果汇总资料，存在职业禁忌证、职业健康损害或者职业病的劳动者处理和安置情况记录；

(10) 建设项目职业病防护设施“三同时”有关资料；

(11) 职业病危害项目申报等有关回执或者批复文件；

(12) 其他有关职业卫生管理的资料或者文件。

参考文献

[1] Guha N, Loomis D, Guyton K Z, et al. Carcinogenicity of welding, molybdenum trioxide, and indium tin oxide [J]. Lancet Oncol, 2017, 18 (5): 581 - 582. DOI: 10.1016/S1470 - 2045(17)30255 - 3.

[2] Gliga A R, Taj T, Wahlberg K, et al. Exposure to mild steel welding and changes in serum proteins with putative neurological function-A longitudinal study [J]. Front Public Health, 2020, (8): 422. DOI:10.3389/fpubh.2020.00422.

[3] Taj T, Gliga A R, Hedmer M, et al. Effect of welding fumes on the cardiovascular system: a six-year longitudinal study [J]. Scand J Work Environ Health, 2021, 47 (1): 52 - 61. DOI: 10.5271/sjweh. 3908.

[4] Wu Z, Shi P, Lim H K, et al. Inflammation increases susceptibility of human small airway epithelial cells to pneumonic nanotoxicity [J]. Small, 2020, 16 (21): e2000963. DOI: 10.1002/smll.202000963.

[5] Dehghan S F, Mehrifar Y, Ardalan A. The Relationship between exposure to lead-Containing welding fumes and the levels of reproductive hormones [J]. Ann Glob Health, 2019, 85 (1): 125. DOI: 10.5334/aogh.2617.

[6] Pega F, Chartres N, Guha N, et al. The effect of occupational exposure to welding fumes on trachea, bronchus and lung cancer: A protocol for a systematic review and meta-analysis from the WHO/ILO Joint Estimates of the Work-related Burden of Disease and Injury [J]. Environ Int, 2020, (145): 106089. DOI:10.1016/j. envint.2020.106089.

[7] 陈健，苏金花，张汇文. 国内焊接材料行业“十二五”发展现状及“十三五”发展展望 [J]. 焊接，2017，(2)：1 - 6. DOI：10.3969/j. issn. 1001 - 1382.2017.02.001.

[8] 李连胜. 中国焊接材料行业发展概述及未来发展思考 [J]. 机械制造文摘（焊接分册），2019，(4)：1 - 8.

[9] Dana Loomis, Angel M. Dzhambov, Natalie C. Momen, et al. The effect of occupational exposure to welding fumes on trachea, bronchus and lung cancer: A systematic review and

meta-analysis from the WHO/ILO Joint Estimates of the Work-related Burden of Disease and Injury, EnvironmentInternational, Volume170, 2022, 107565, ISSN0160 - 4120, https://doi.org/10.1016/j.envint.2022.107565.

[10] 中华人民共和国卫生部．全国尘肺流行病学调查研究资料集［M］．北京：中国协和医科大学联合出版社，1991.

[11] W Li, Q Shi, P Zhou, et al. Analysis of disease burden of welder's pneumoconiosis in Jiangsu Province [J]. Chinese journal of industrial hygiene and occupational diseases, 2024, 42 (5): 340 - 345.

[12] 英国国家档案馆．英国国家档案馆官方网站［EB/OL］．［2024 - 09］．http://www.legislation.hmso.gov.uk/.

[13] 美国职业安全健康管理局．美国职业安全健康管理局官方网站［EB/OL］．［2024 - 10 - 24］．www.osha.gov.

[14] 日本法务省．日本法律翻译网站［EB/OL］．［2024 - 10 - 24］．https://www.japaneselawtranslation.go.jp/en.

[15] 日本．e-GOV 法令检索［EB/OL］．［2024 - 10 - 24］．https://laws.e-gov.go.jp/.

[16] 日本劳动省．劳动安全卫生法［EB/OL］．［2024 - 10 - 24］．https://www.japaneselawtranslation.go.jp/ja/laws/view/3440.

[17] OMAE K. Current status of measures against prevention of occupational diseases in Japan [J]. Nihon Rinsho, 2014, 72 (2): 204 - 209.

[18] HORIE S. History of occupational health physician and industrial safety and health law [J]. J UOEH, 2013, 35: 1 - 26.

[19] 日本．尘肺法（昭和三十五年法律第三十号）［EB/OL］．［2024 - 08 - 01］．https://laws.e-gov.go.jp/law/335AC0000000030.

[20] NIOSH. Appendix G: 1989 Air Contaminants Update Project - Exposure Limits NOT in Effect [EB/OL]. [2024 - 11 - 22]. https://www.cdc.gov/niosh/npg/nengapdxg.html.

[21] NIOSH. Occupational Health Guidelines for Chemical Hazards [EB/OL]. [2024 - 11 - 22]. https://www.cdc.gov/niosh/docs/81 - 123/.

[22] 中华人民共和国国家卫生健康委员会．工作场所有害因素职业接触限值第 1 部分：化学有害因素：GBZ 2.1—2019［S］，2019.

[23] ACGIH. 2024 TLVs and BEIs Based on the Documentation of the Threshold Limit Values for chemical Substances and Physical Agents & Biological Exposure Indices [EB/

OL]. [2024-11-22]. https://www.acgih.org/science/tlv-bei-guidelines/documentation-publications-and-data/substances-and-agents-listing/.

[24] 国际标准化组织. 国际标准化组织官方网站 [EB/OL]. [2024-12-10]. https://www.iso.org/home.html.

[25] 英国安全与健康执行局. 焊接 [EB/OL]. [2024-12-10]. https://www.hse.gov.uk/welding/index.htm.

[26] 中国机械工程学会焊接学会. 焊接手册（第3版）[M]. 北京：机械工业出版社，2015.

[27] 陈祝年，陈茂爱. 焊接工程师手册（第3版）[M]. 北京：机械工业出版社，2018.

[28] Michael K. Harris, Michael R. Phibbs. Welding Health and Safety: A Field Guide for OEHS Professionals. 2nd ed., AIHA, 2021.

[29] 徐孝华，马宏发. 焊工安全与职业病防护实用手册 [M]. 北京：中国劳动社会保障出版社，2009.

[30] 李智民，李涛，杨径. 现代职业卫生学 [M]. 北京：人民卫生出版社，2018.

[31] 李德鸿，赵金垣，李涛. 中华职业医学（第2版）[M]. 北京：人民卫生出版社，2019.

[32] 张应立，张莉. 焊接安全与卫生技术 [M]. 北京：中国电力出版社，2003：126-162.

[33] 安全生产监督管理总局. 焊接工艺防尘防毒技术规范：AQ 4214-2011 [S]. 2011.

[34] 中华人民共和国住房和城乡建设部. 工业企业总平面设计规范：GB 50187&2012 [S]. 2012.

[35] 安全生产监督管理总局. 排风罩的分类及技术条件：GB /T 16758&2008 [S]. 2009.

[36] 马俊. 实用职业卫生学 [M]. 北京：团结出版社，2022.

[37] 中华人民共和国应急管理部. 防护服装 焊接服：GB 8965.2—2022 [S]. 2022.

[38] 全国个体防护装备标准化委员会. 职业眼面部防护 焊接防护 第2部分：自动变光焊接滤光镜：GBT 3609.2—2009 [S]. 2009.

[39] 全国个体防护装备标准化委员会. 职业眼面部防护 焊接防护 第1部分 焊接防护具：GBT 3609.1—2008 [S]. 2008.

[40] 全国个体防护装备标准化委员会. 焊工防护手套：AQ 6103—2007 [S]. 2007.

[41] 中华人民共和国应急管理部. 足部防护安全鞋：GB 21148—2020 [S]. 2020.

[42] 李进，等. 地下有限空间监护作业 - 安全理论知识 [M]. 北京：团结出版社，2016.

[43] 赵正宏. 生产安全事故应急救援培训教材 应急救援个体防护装备 [M]. 北京：气象出版社，2017.

[44] 全国个体防护装备标准化委员会. 安全帽测试方法：GB/T 2812—2006 [S]. 2006.

[45] 中华人民共和国应急管理部. 眼部防护具通用技术规范：GB 14866—2023 [S]. 2023.

[46] 全国个体防护装备标准化委员会. 个体防护装备 护听器的通用技术条件：GB/T 31422—2015 [S]. 2015.

[47] 全国个体防护装备标准化委员会. 呼吸防护 动力送风过滤式呼吸器：GB 30864—2014 [S]. 2014.

[48] 中华人民共和国应急管理部. 呼吸防护 自吸过滤式防毒面具：GB 2890—2022 [S]. 2022.

[49] 中华人民共和国应急管理部. 防护服装 焊接服：GB 8965.2—2022 [S]. 2022.

[50] 全国个体防护装备标准化委员会. 劳动防护服号型：GB/T 13640—2008 [S]. 2008.

[51] 全国服装标准化技术委员会. 单、夹服装：FZ/T 81007—2022 [S]. 2022.

[52] 中华人民共和国国家卫生健康委员会. 工作场所职业卫生管理规定：中华人民共和国国家卫生健康委员会令第 5 号. 2021.

[53] 中国疾病预防控制中心职业卫生与中毒控制所. 职业健康监护技术规范：GBZ 188—2014 [S]. 2014.

[54] 陈建武，刘宝龙. 船舶制造业职业病危害防护技术 [M]. 北京：煤炭工业出版社，2018.